临床处方审核案例详解丛书

总主编 吴新荣 杨 敏 **副总主编** 李茹冰 王景浩 **主审** 郑志华

呼吸系统疾病

主 编 魏 理
副主编 蒙 晓
编 者 (按姓氏笔画排序)

李明明 (广州医科大学附属第一医院)
何玉文 (广州医科大学附属第一医院)
何素珍 (广州医科大学附属第一医院)
周守宁 (广州医科大学附属第一医院)
孟冬梅 (广州医科大学附属第一医院)
喻鹏久 (广州医科大学附属第一医院)
蒙 晓 (广州医科大学附属第一医院)
魏 理 (广州医科大学附属第一医院)

人民卫生出版社
·北 京·

图书在版编目（CIP）数据

呼吸系统疾病 / 魏理主编 . —北京：人民卫生出版社，2023.4

（临床处方审核案例详解丛书）

ISBN 978-7-117-34222-3

Ⅰ.①呼⋯ Ⅱ.①魏⋯ Ⅲ.①呼吸系统疾病 —处方 Ⅳ.①R560.5

中国版本图书馆 CIP 数据核字（2022）第 252099 号

| 人卫智网 | www.ipmph.com | 医学教育、学术、考试、健康，购书智慧智能综合服务平台 |
| 人卫官网 | www.pmph.com | 人卫官方资讯发布平台 |

临床处方审核案例详解丛书

呼吸系统疾病

Linchuang Chufang Shenhe Anli Xiangjie Congshu
Huxi Xitong Jibing

主　　编：魏　理
出版发行：人民卫生出版社（中继线 010-59780011）
地　　址：北京市朝阳区潘家园南里 19 号
邮　　编：100021
E - mail：pmph @ pmph.com
购书热线：010-59787592　010-59787584　010-65264830
印　　刷：三河市尚艺印装有限公司
经　　销：新华书店
开　　本：710×1000　1/16　印张：11
字　　数：203 千字
版　　次：2023 年 4 月第 1 版
印　　次：2023 年 5 月第 1 次印刷
标准书号：ISBN 978-7-117-34222-3
定　　价：46.00 元

打击盗版举报电话：010-59787491　E-mail：WQ @ pmph.com
质量问题联系电话：010-59787234　E-mail：zhiliang @ pmph.com
数字融合服务电话：4001118166　E-mail：zengzhi @ pmph.com

3

《临床处方审核案例详解丛书》
分册目录

序号	书名	分册主编
1.	处方审核基本知识	郑锦坤　邱凯锋　吴晓松
2.	感染性疾病	吴红卫　陈　杰
3.	心血管系统疾病	刘春霞　郑　萍　陈艳芳
4.	呼吸系统疾病	魏　理
5.	消化系统疾病	常惠礼　黎小妍
6.	内分泌代谢疾病	伍俊妍　王　燕
7.	神经系统疾病与精神障碍	张晓娟　温预关
8.	五官科疾病	张紫萍　王延东

序　一

在新医改的变革浪潮下，我国的医疗卫生服务体系面临着以疾病为中心向以患者为中心的方向转变，药师的服务模式也面临巨大挑战。当前，无论是医院药师还是社会药店药师，都要积极行动起来，主动适应药学服务从传统的调剂方式向以合理用药为目标、以患者为中心的全方位药学服务的转变，尤其是应加强患者个体化的合理用药支持工作。

在过去的几十年中，为解决缺医少药的问题，我国的传统药学教育培养了一大批"会做药"的药师。随着医改和健康中国战略的实施，我们不仅需要"会做药"的药师，还需要能服务于临床药物治疗和患者用药的"会用药"的药师。补齐当前缺乏"会用药"的药师这一短板是当务之急。

2018 年 6 月 29 日，国家卫生健康委员会办公厅、国家中医药管理局办公室、中央军委后勤保障部办公厅联合印发《医疗机构处方审核规范》(简称《规范》)，《规范》中明确了"药师是处方审核工作的第一责任人"，在肯定药师在合理用药中的地位的同时，也对药师的服务水平提出了更高层次的要求，并把处方审核作为药师进行合理用药服务工作的最重要的一环，因此提升药师的处方审核能力就变得极为重要。

本丛书的作者团队均为具有丰富的一线经验的处方审核专家，他们不辞辛苦，走遍大江南北，举办了多期药师处方审核能力培训班，积累了丰富的实战经验，结合工作中的真实案例形成此书。这种理论和案例相结合的编写模式是本丛书的一大特色。

本丛书不仅可以为一线药师提供实用的身临其境的帮助和指导，有助于药师处方审核实践能力的提升，同时也是对我国"会用药"的药师队伍建设的学术贡献。

仅以此简序，祝贺《临床处方审核案例详解丛书》出版！

李大魁

2020 年 5 月

序　二

2018 年,国家卫生健康委员会等 3 个部门联合制定了《医疗机构处方审核规范》,明确了"药师是处方审核工作的第一责任人",并对处方审核管理和流程作出了具体规范。

不合理用药是全球性问题,已成为影响医疗质量和医疗费用的重要因素。药师的审方能力与医学素养和综合能力直接相关。我国的审方药师普遍存在知识结构缺陷和医学知识不足问题,缺乏及时发现并制止不合理处方的能力。因此,统一审方标准,规范审方行为,提高药师的综合素质,培养合格的审方药师已成为我国药学服务的当务之急。广东省药学会从 2018 年 7 月中旬启动"处方审核能力"培训学习班,并相继发布了《广东省药师处方审核能力培训标准》《处方审核标准索引(2019 年版)》,出版了国内第一部审方教材《药师处方审核培训教材》;广东省省内培训实现全覆盖,并拓展到全国其他省区,同时为满足广大药师的需求开辟了线上培训。截至 2019 年 12 月,本项目已为全国各省市培训超过 15 000 名合格的审方药师,占我国医院药师总数的 1/30,培训效果得到广泛肯定,处方审核培训项目广受欢迎,经培训合格的审方药师以其培训所获知识、技能已有效应用于临床审方实践中,成果颇丰。

随着《国务院办公厅关于加强三级公立医院绩效考核工作的意见》(国办发〔2019〕4 号)的发布,以及医院绩效考核工作的不断推进,合理用药考核指标举足轻重,审方药师培训更需要与之相适应。广东省药学会在两年多的培训实践中,收集和积累了大量宝贵的问题处方案例,对提高审方药师的处方分析能力及审方技能具有十分重要的应用价值。为了更好地总结经验,并希望起到抛砖引玉的作用,广东省药学会组织各大医院专家和资深临床药师,共同编写了《临床处方审核案例详解丛书》,旨在为医院药师和社会药店药师提供审方指导和参考。本套丛书共 8 个分册。

本套丛书采取理论结合实践的撰写方式,按照系统疾病分类,列举了各系统常见疾病的流行病学特点、临床特点、诊断特点及相关疾病的高危因素及预防、治疗方法,重点分析处方常见问题。每个典型处方案例均来源于真实病例,书中详细解析各处方案例审核方法,明确学习目的,陈述案例客观资料,总结案例特征,并以药品说明书为基础,结合指南或专家共识,全面系统分析处方中药物使用的合理性及存在的问题,力求实用,以不断提高审方药师的审方专业技能。

　　本套丛书的出版,要特别感谢受邀参编的药学专家,他们以满腔的热情、丰富的经验,在较为紧迫的时间内以较高质量完成了本丛书的编写工作;此外,广大审方培训班学员也提出了很多建设性意见,在此一并感谢。

　　由于医药科学迅猛发展,因此本丛书所述的案例及机制分析有可能存在滞后情况,衷心希望专家和其他读者惠予纠正。

丛书编委会

2020 年 5 月

前　言

呼吸系统疾病是一种常见病、多发病,其病变主要发生在气管、支气管、肺部和胸腔。患者临床症状多表现为呼吸受影响、咳嗽、咳痰、胸痛等,严重者还会出现呼吸困难、缺氧甚至呼吸衰竭致死。当下,随着大气污染、吸烟、人口老龄化及其他因素逐年进展,以慢性阻塞性肺疾病、支气管哮喘、肺癌等疾病为代表的呼吸系统疾病的发生率、死亡率有增无减,已严重危害人们的身体健康和生命安全,因此呼吸系统疾病的预防和治疗越来越重要。

药物治疗是呼吸系统疾病治疗的重要手段之一,呼吸系统疾病常用治疗药物主要包括以下几大类:①镇咳药(包括中枢性镇咳药和外周性镇咳药);②祛痰药(包括痰液稀释药和黏痰溶解药);③平喘药(包括支气管扩张药、抗炎平喘药和抗过敏平喘药)。

由于呼吸系统疾病治疗药物种类众多,加之医学不断发展,陆续有新药上市,新治疗方法也不断推出,医师和患者在有更多选择的同时,如何更安全、有效、经济、适当地选择药物,成为呼吸系统疾病患者药物治疗的关键。根据国家卫生健康委员会(简称国家卫生健康委)等部门联合发布的《医疗机构处方审核规范》,药师作为处方审核第一责任人,有责任协助医师决策临床用药,为患者用药保驾护航。为进一步促进呼吸系统疾病临床药物治疗的规范性,提升医院药师处方审核能力,广东省药学会组织多位有丰富理论和实践经验的药学专家编写了《临床处方审核案例详解丛书》的《呼吸系统疾病》分册。

本书共十一章。各章除了简要论述呼吸系统各疾病的定义、流行病学、病因及发病机制、临床表现、药物治疗管理要点以外,还针对各种常见病用药处方的实际情况,归纳整理出不合理用药处方审核案例,每个处方审核案例包括"处方描述""处方问题""机制分析"和"干预建议"四部分。编者结合处方和患者基本信息,注重理论与临床实践相结合,分析处方的不适宜性,并对不合理处方提出有针对性的调整建议。

本书旨在通过介绍所列疾病的特点及药物治疗管理要点,培养审方药师独立学习、发现问题和分析问题的能力,提高临床用药思维及药学服务水平。此外,本书亦可以作为临床药师,低年资的临床医师、护士,临床药学专业学生的参考用书。

　　本书汇集了编者长期的工作经验,凝聚了全体编写人员的辛勤付出,对此表示衷心感谢!但受限于编者知识水平与实践经验,医学又在不断进步,本书难免有不足之处,个别案例的建议存在一定程度的主观性和局限性,或存在纰漏,恳请医药学界专家和其他读者给予批评指正,以便再版修订时改正。

魏　理
2023 年 4 月

目　　录

第一章

呼吸系统疾病总论

第一节　呼吸系统疾病概述

一、呼吸系统疾病的流行病学

呼吸系统疾病是一种主要病变发生在气管、支气管、肺部及胸腔的常见病、多发病。病变轻者多咳嗽、胸痛、呼吸受影响,重者呼吸困难、缺氧,甚至呼吸衰竭而致死。呼吸系统疾病已成为我国重大的公共健康问题。2019 年国际权威医学期刊《柳叶刀》上发表的一篇题为《1990—2017 年中国及其各省的死亡率、发病率和危险因素》的研究报告中指出,目前肺癌和慢性阻塞性肺疾病已成为我国第 3 位和第 4 位死因。

由于大气污染加重、吸烟等不良生活习惯滋长、人群结构的老龄化等多种因素,呼吸系统疾病的流行病学和疾病谱分布正在发生改变。肺癌发病的年递增率居各种恶性肿瘤之首,支气管哮喘患病率出现明显升高趋势,慢性阻塞性肺疾病患病率居高不下(40 岁以上人群中超过 8%),肺结核在我国目前仍属于高发传染病。此外,由于病原体的变化和免疫功能受损的宿主增加,肺部感染的发病率和死亡率仍有增无减。流行性感冒在我国每年的发病率为10%~30%,其侵入体内的主要靶器官也是肺。

呼吸系统疾病不仅发病率高,许多疾病起病隐袭,肺功能逐渐损害,致残率也高,给社会和国民经济带来沉重负担。世界卫生组织(World Health Organization,WHO)发布《2021 年世界卫生统计》报告指出,2000—2019 年,慢性呼吸系统疾病依然是全球各地区所有年龄段四大死亡病因之一。我国一些局部调查的资料表明,由慢性阻塞性肺疾病造成的直接和间接经济负担十分沉重。

二、呼吸系统疾病的病因

(一)吸烟

吸烟与呼吸系统疾病的发病率升高密切相关,吸烟损害肺部结构、肺功能和呼吸道免疫系统功能,可引起多种呼吸系统疾病。国家卫生健康委发布《中国吸烟危害健康报告 2020》中指出,我国吸烟人数超过 3 亿,2018 年中国 15 岁以上人群吸烟率为 26.6%,其中男性吸烟率为 50.5%。据世界卫生组织统计,到 2025 年,世界每年因吸烟致死者将达 1 000 万人,而中国将有 200 万人。有充分证据说明,吸烟可以导致慢性阻塞性肺疾病、呼吸系统感染、肺结核、多种间质性肺疾病。吸烟量越大,吸烟年限越长,疾病的发病风险越高。有证据提示,吸烟会增加支气管哮喘、小气道功能异常、静脉血栓塞症、睡眠呼吸暂停、尘肺的发病风险。戒烟可明显降低上述疾病的发病风险,并改善疾病预后。

(二)吸入性变应原

随着我国工业化及经济的发展,哮喘、鼻炎等变应性疾病的发生率也随变应原的种类及数量增多而升高。例如,地毯、窗帘的广泛应用使室内的尘螨数量增多;宠物饲养(鸟、狗、猫)导致动物毛变应原增多;空调机的真菌、都市绿化的某些花粉孢子、有机或无机化工原料、药物及食物添加剂等;某些诱因如吸烟(被动吸烟)、汽车排出的氮氧化物、燃煤产生的二氧化硫、细菌及病毒感染等,均可导致哮喘等呼吸系统疾病患病率升高。

(三)病原体感染

病原体感染是呼吸系统疾病常见病因之一。我国结核病(主要是肺结核)患者人数居全球第二,感染耐多药的结核分枝杆菌的患者高达 17% 以上。病毒感染性疾病的发病率居高不下。此外,抗菌药物的广泛应用和新药的研发虽然使细菌性肺炎的病死率显著下降,但老年患者的病死率仍高,且肺炎的发病率未见降低,细菌耐药率呈增高趋势,出现一些多药耐药(multiple drug resistance MDR)、泛耐药(polydrug resistant,PDR),给肺炎的治疗带来挑战。近年,器官移植广泛开展和艾滋病发病率升高导致免疫力低下或免疫缺陷患者增多,免疫抑制宿主呼吸系统感染应重视特殊病原如真菌、肺孢子菌及非典型分枝杆菌感染。

第二节　呼吸系统疾病特点

一、呼吸系统的结构功能

1. 呼吸系统与外界相通　呼吸系统与体外环境相通,气体进入呼吸道与肺循环的毛细血管进行气体交换,从外界环境吸取氧,并将二氧化碳排出体外。在呼吸过程中,外界环境中的有机或无机粉尘,包括各种微生物、蛋白变应原、有害气体等,皆可进入呼吸道及肺引起各种疾病。

2. 呼吸系统存在双循环　肺有两组血管供应,肺循环的动、静脉为气体交换的功能血管,体循环的支气管动、静脉为气道和脏层胸膜等的营养血管。肺与全身各器官的血液及淋巴循环相通,所以皮肤、软组织疖痈的菌栓、下肢深静脉血栓、肿瘤的癌栓等都可以到达肺,分别引起继发性肺脓肿、肺梗死、转移性肺癌等。肺部病变亦可向全身播散(如肺癌、肺结核播散至骨、脑、肝等脏器),同样亦可在肺内发生病灶播散。此外肺为一个低压(为体循环血压的1/10)、低阻、高容的器官,当出现二尖瓣狭窄、左心衰竭、肝硬化、肾病综合征和营养不良的低蛋白血症时,会发生肺间质水肿或胸腔漏出液。

3. 肺为系统疾病的易受累器官　变态反应、自身免疫或代谢性的全身性疾病(如结节病、系统性红斑狼疮、类风湿关节炎、皮肌炎、硬皮病等)都可累及肺部。肺还具有非呼吸功能,如肺癌异位性激素的产生和释放可引起副肿瘤综合征。

呼吸系统有强大的生理功能储备能力,通常当肺功能下降一半时才会出现症状,故慢性阻塞性肺疾病等引起肺功能逐渐下降的疾病通常不能被早期发现。呼吸系统疾病的咳嗽、咳痰、咯血、胸痛、气急等症状缺乏特异性,常被误诊为感冒、气管炎等常见疾病,可能延误了重症肺炎、肺结核、肺癌、慢性阻塞性肺疾病、哮喘或间质性肺疾病等疾病的诊断。待发展到肺气肿、肺源性心脏病或发生呼吸衰竭才被重视,其病理和生理功能已难以完全逆转。

二、呼吸系统疾病的临床症状

呼吸系统疾病的局部症状主要有咳嗽、咳痰、咯血、气促、喘鸣和胸痛等。在不同的呼吸系统疾病中有不同的表现。

1. 咳嗽　急性发作的刺激性干咳伴有发热、声嘶常为急性喉、气管、支气管炎。常年咳嗽、秋冬季加重提示慢性阻塞性肺疾病。急性发作的咳嗽伴胸痛,可能是肺炎。发作性干咳,且夜间多发者,可能是咳嗽变异性哮喘。高亢的干咳伴有呼吸困难,可能是支气管肺癌累及气管或主支气管。持续而逐渐加重的刺激性干咳伴有气促(急),则考虑特发性肺纤维化或细支气管肺泡癌。

2. 咳痰　痰的性状、量及气味对诊断有一定的帮助。痰由白色泡沫或黏液状转为脓性多为细菌性感染。大量黄脓痰常见于肺脓肿或支气管扩张;铁锈样痰可能是肺炎球菌感染;红棕色胶冻样痰可能是肺炎克雷伯菌感染;大肠埃希菌感染时,脓痰有恶臭;肺阿米巴病呈咖啡样痰;肺吸虫病为果酱样痰。痰量的增减可反映感染的加剧或炎症的缓解,若痰量突然减少,且出现体温升高,可能与支气管引流不畅有关。肺水肿时,则可能咳粉红色稀薄泡沫痰。

3. 咯血 痰中经常带血是肺结核、肺癌的常见症状。咯鲜血多见于支气管扩张,也可见于肺结核、急性支气管炎、肺炎和肺血栓栓塞症,二尖瓣狭窄可引起各种不同程度的咯血。

4. 呼吸困难 呼吸困难可表现在呼吸频率、深度及节律改变等方面。按其发作快慢分为急性、慢性和反复发作性。突发胸痛后出现气急应考虑为气胸,若再有咯血则要警惕肺梗死。夜间发作性端坐呼吸提示左心衰竭或支气管哮喘发作。数日或数周内出现的渐进性呼吸困难伴有一侧胸闷,要注意大量胸腔积液。慢性进行性呼吸困难多见于慢性阻塞性肺疾病和弥漫性肺纤维化。反复发作性呼吸困难且伴有哮鸣音主要见于支气管哮喘。在分析呼吸困难时还应注意是吸气性还是呼气性呼吸困难,前者见于肿瘤或异物堵塞引起的大气道狭窄、喉头水肿、喉 - 气管炎症等;后者主要见于支气管哮喘、慢性支气管炎、肺气肿等。气胸、大量胸腔积液及胸廓限制性疾病则表现为混合型呼吸困难。

第三节 呼吸系统疾病常用治疗药物

呼吸系统疾病治疗分为药物治疗和非药物治疗。药物治疗的常用药物包括镇咳药、祛痰药、平喘药、抗菌药、肺癌化疗或靶向药物、免疫抑制剂、免疫调节剂等。非药物治疗主要包括氧疗、无创或人工气道机械通气、吸入和雾化治疗、肺康复、介入治疗和外科手术等。本节就呼吸系统疾病常用治疗药物进行简要介绍。

一、镇咳药

镇咳药主要是用于抑制咳嗽反射,缓解咳嗽症状。镇咳药可分为中枢性镇咳药和外周性镇咳药。中枢性镇咳药分为依赖性镇咳药(如可待因)和非依赖性镇咳药(如右美沙芬、喷托维林);外周性镇咳药常见的有苯丙哌林。

二、祛痰药

祛痰药主要用于降低痰液黏稠度,使痰液易于咳出。祛痰药可分为痰液稀释药和黏痰溶解药。痰液稀释药分为恶心性祛痰药(如氯化铵)和刺激性祛痰药(如愈创木酚);黏痰溶解药分为痰液溶解剂(如乙酰半胱氨酸)和黏痰调节剂(如溴己新、氨溴索)。

三、平喘药

临床常用的平喘药按作用方式可分为支气管扩张药、抗炎平喘药和抗过敏平喘药。

1. 支气管扩张药　支气管扩张药主要用于哮喘和慢性阻塞性肺疾病，常用药物包括长效 β_2 受体激动剂(如福莫特罗、沙美特罗、茚达特罗)、短效 β_2 受体激动剂(如丙卡特罗、沙丁胺醇、特布他林)、甲基黄嘌呤类(如氨茶碱、多索茶碱)、长效 M 受体拮抗剂(如噻托溴铵)、短效 M 受体拮抗剂(如异丙托溴铵)。

2. 抗炎平喘药　抗炎平喘药主要是糖皮质激素，常用于哮喘或慢性阻塞性肺疾病急性加重期、结缔组织病、结节病、外源性过敏性肺泡病、变应性支气管肺曲霉病等。根据给药途径的不同，分为全身用糖皮质激素和吸入用糖皮质激素。全身用糖皮质激素根据药物作用时间长短，可分为长效药物(如地塞米松、倍他米松)、中效药物(如甲泼尼龙、泼尼松龙、泼尼松)、短效药物(如可的松、氢化可的松)。吸入用糖皮质激素主要为局部用药(如倍氯米松、布地奈德、氟替卡松、曲安奈德)。

3. 抗过敏平喘药　常用的抗过敏平喘药有炎症细胞膜稳定剂(如色甘酸钠)、H_1 受体拮抗剂(如酮替芬)、白三烯受体拮抗剂(如孟鲁司特)等。

四、抗感染药

肺部感染性疾病是呼吸系统常见病之一，发生感染时不可避免需要用到抗感染药，包括抗细菌、抗真菌、抗结核和抗病毒药物等。常见抗细菌药有 β- 内酰胺类、喹诺酮类、大环内酯类、四环素类和糖肽类等；常见抗真菌药主要为唑类和棘白菌素类；常见抗结核药有异烟肼、利福平、吡嗪酰胺、乙胺丁醇、链霉素等；常见抗病毒药包括穿入和脱壳抑制剂、DNA 聚合酶抑制剂、逆转录酶抑制剂、神经氨酸酶抑制剂、蛋白酶抑制剂和广谱抗病毒药(如利巴韦林、干扰素)。

五、肺癌化疗或靶向药物

目前临床上提倡根据肺癌患者的机体情况、肺癌的病理类型如小细胞(small-cell lung cancer, SCLC)或非小细胞(non-small cell lung cancer, NSCLC)、侵犯范围(分期)和发展趋向进行多学科综合治疗。

常用化疗药物包括烷化剂(如环磷酰胺)、抗代谢药(如甲氨蝶呤、吉西他滨)、抗肿瘤抗生素(如多柔比星、丝裂霉素)、抗肿瘤动植物成分药(如依托泊苷)、铂类(如顺铂、卡铂)。

常用靶向药物包括以表皮生长因子受体(epidermal growth factor receptor, EGFR)突变为主要靶点的药物(如吉非替尼、厄洛替尼、埃克替尼等)，以间变性淋巴瘤激酶(anaplastic lymphoma kinase, ALK)或 *c-ros* 癌基因 1(*ROS*1)

融合为主要靶点的药物(如克唑替尼),以血管内皮生长因子受体(vascular endothelial growth factor receptor,VEGFR)为主要靶点的药物(如贝伐珠单抗)。

第四节   小   结

呼吸系统疾病治疗药物种类较多,针对患者不同的疾病诊断与临床表现可给予一种或多种药物治疗,因此药物之间的相互作用,以及对合并疾病的影响是主要关注点。药师在日常处方审核过程中需关注的常见问题包括但不限于:①镇咳药与祛痰药不宜同时服用,应错峰服用,避免药物镇咳作用抑制咳痰排出;② β_2 受体激动剂应避免与其他非选择性的 β 受体拮抗剂(如普萘洛尔)联用,避免出现药效抵抗;③ M 受体拮抗剂避免用于闭角型青光眼或伴有尿潴留的患者;④糖皮质激素与多种药物存在潜在相互作用,当处方开具了该类药物时,药师应重点审核其是否与同处方中的其他药物存在相互作用。

(蒙 晓)

参考文献

[1] 葛均波,徐永健,王辰.内科学.9版.北京:人民卫生出版社,2018.
[2] 国家卫生健康委.中国吸烟危害健康报告2020 [EB/OL].(2021-05-30)[2022-2-10]. http://www.gov.cn/xinwen/2021-05/30/content_5613994.htm.
[3] 杨宝峰.药理学.8版.北京:人民卫生出版社,2013.

第二章
急性上呼吸道感染和急性气管支气管炎处方审核案例详解

第一节　急性上呼吸道感染和急性气管支气管炎概述

一、急性上呼吸道感染

(一)急性上呼吸道感染的定义

急性上呼吸道感染(acute upper respiratory tract infection,AURTI)是包括鼻腔、咽或喉部急性炎症的总称。它不是一个疾病诊断,而是一组疾病的总称,包括普通感冒、病毒性咽炎、喉炎、疱疹性咽峡炎、咽结膜热、细菌性咽-扁桃体炎。主要病原体是病毒,少数为细菌。

(二)急性上呼吸道感染的流行病学

急性上呼吸道感染全年皆可发病,冬春季节多发,可通过含有病毒的飞沫或被污染的手及用具传播,多为散发,但可在气候突变时小规模流行。引起急性上呼吸道感染的病毒类型较多,机体对各种病毒感染后产生的免疫力较弱且短暂,病毒之间无交叉免疫,同时在健康人群亦可携带。成人平均每年患上呼吸道感染 2~4 次,学龄前儿童平均每年 4~8 次。

(三)急性上呼吸道感染的病因及分类

大约有 200 种病毒可以引起上呼吸道感染。70%~80% 的急性上呼吸道感染是由病毒引起,另有 20%~30% 由细菌引起。细菌感染可直接感染或继发于病毒感染之后。老幼体弱、免疫功能低下或患有慢性呼吸道疾病的患者易感。受凉、淋雨、气候突变、过度疲劳等可使原已存在于上呼吸道的或从外界侵入的病毒或细菌迅速繁殖,从而诱发本病。通常病情轻、病程短,多可自愈,预后好,但发病率高,有时可伴有严重并发症,需积极防治。

根据临床表现的不同,急性上呼吸道感染分为以下几种类型。

1. 普通感冒　俗称"伤风"，又称急性鼻咽炎，以鼻咽部卡他性症状为主要临床表现。多由鼻病毒引起，其次为冠状病毒、副流感病毒、呼吸道合胞病毒、埃可病毒、柯萨奇病毒等。

起病较急，主要表现为鼻部症状，如喷嚏、鼻塞、流清水样鼻涕，也可表现为咳嗽、咽干、咽痒或灼热感，甚至鼻后滴漏感。发病同时或数小时后可有喷嚏、鼻塞、流清水样鼻涕等症状。2~3日后鼻涕变稠，常伴咽痛、流泪、味觉减退、呼吸不畅、声嘶等。一般无发热及全身症状，或仅有低热、不适、轻度畏寒、头痛。体检可见鼻腔黏膜充血、水肿、有分泌物，咽部轻度充血。一般5~7日可痊愈。

普通感冒需要注意与流行性感冒（简称"流感"）相互区分。流感是由流感病毒引起的急性呼吸道传染性疾病，起病急，鼻咽部症状较轻，但全身症状较重，伴高热、全身酸痛和眼结膜症状。

2. 急性病毒性咽炎或喉炎

（1）急性病毒性咽炎：多由鼻病毒、腺病毒、流感病毒、副流感病毒以及肠道病毒、呼吸道合胞病毒等引起。临床特征为咽部发痒或灼热感，咳嗽少见，一般咽痛不明显。当吞咽疼痛时，常提示有链球菌感染。体检咽部明显充血、水肿，颌下淋巴结肿大且触痛。

（2）急性病毒性喉炎：多由鼻病毒、流感病毒、副流感病毒及腺病毒等引起。临床特征为声嘶、发声困难、咳嗽时疼痛，常有发热、咽痛或咳嗽。体检可见喉部水肿、充血，局部淋巴结轻度肿大和触痛，可闻及喉部的喘鸣音。

3. 急性疱疹性咽峡炎　多于夏季发作，儿童多见，偶见于成人。常由柯萨奇病毒 A 引起，表现为明显咽痛、发热，体检可见咽充血，软腭、悬雍垂、咽及扁桃体表面有灰白色疱疹及浅表溃疡，周围有红晕，以后形成疱疹。病程约为 1 周。

4. 急性咽结膜炎　表现为急性滤泡性结膜炎，并伴有上呼吸道感染和发热的病毒性结膜炎，常发生于夏季，儿童多见，游泳者易于传播。病原体为腺病毒、柯萨奇病毒等。临床主要表现为发热、咽炎、结膜炎三大症状。病程为4~6日。

5. 细菌性咽 - 扁桃体炎　病原体主要为溶血性链球菌，其次为流感嗜血杆菌、肺炎球菌、葡萄球菌等引起。起病急，临床表现为咽痛、畏寒、发热（体温可达 39℃以上）。体检可见咽部明显充血，扁桃体肿大、充血，表面可有黄色脓性分泌物，可伴有颌下淋巴结肿大、压痛，肺部无异常体征。

二、急性气管支气管炎

（一）急性气管支气管炎的定义

急性气管支气管炎（acute tracheobronchitis）是由感染、物理或化学刺激、过敏因素引起的气管支气管黏膜的急性炎症,常发生于寒冷季节或气温突然变冷时。

(二) 急性气管支气管炎的流行病学

急性气管支气管炎属于常见病、多发病,尤以儿童和老年人多见。根据流行病学的调查,多由流感病毒、呼吸道合胞病毒和副流感病毒、鼻病毒等引起,细菌、支原体和衣原体引起者少见。常发生于寒冷季节或气候多变时,也可由急性上呼吸道感染迁延不愈所致。

(三) 急性气管支气管炎的病因

病因包括微生物感染、理化因素、过敏反应等。急性气管支气管炎可以由病毒和细菌直接感染所致。物理、化学刺激,如冷空气、粉尘、刺激性气体或烟雾(如二氧化硫、二氧化氮、氨气、氯气、臭氧等)的吸入均可引起气管支气管黏膜的急性炎症。多种过敏原均可引起气管和支气管的变态反应,常见过敏原包括花粉、有机粉尘、真菌孢子等;钩虫、蛔虫的幼虫在肺内移行及细菌蛋白质也可引起机体的过敏。

第二节　急性上呼吸道感染和急性气管支气管炎治疗管理

一、治疗原则

急性上呼吸道感染一般无须积极抗病毒治疗,以对症处理、休息、戒烟、多饮水、保持室内空气流通和防治继发细菌感染为主。一般不用抗菌药物,如合并有细菌感染,可根据急性上呼吸道感染当地流行病学史和常见病原菌经验性选用抗菌药物。

急性气管支气管炎与病毒感染最为相关,治疗策略在于最大程度地减轻症状。对于许多轻微咳嗽患者,日常活动及睡眠不受影响时,可选择观察。患者如果出现发热,解热药可有助于缓解不适。嘱患者适当休息、注意保温、多饮水,避免吸入粉尘和刺激性气体。对于有显著喘鸣、活动后或夜间咳嗽明显的患者可予对症治疗,但相关对症治疗并不能缩短病程。选择相关镇咳、祛痰、解痉抗过敏药物应参考患者咳嗽咳痰特点、肝肾功能、年龄、职业、伴随用药及药物本身不良反应等因素。根据患者病情及伴随生理情况酌情减量。

二、常见治疗药物特点

临床常用于治疗急性上呼吸道感染的药物主要是解热镇痛药,缓解普通感冒症状的药物主要为复方非处方药(over-the-counter drug,OTC)制剂,常用药物的用法及注意事项见表 2-1。临床常用于治疗急性气管支气管炎的药物主要是镇咳药、祛痰药、解痉抗过敏药、复方制剂,常用药物的用法及注意事项见表 2-2。

表 2-1　常用解热镇痛类药物用法及注意事项

药物	用法	注意事项
对乙酰氨基酚	6~12 岁儿童每次 0.25g,12 岁以上儿童或成人每次 0.5g,每 4~6h 用药 1 次	用于解热,连续使用不超过 3d;用于镇痛,连续使用不超过 5d
阿司匹林	儿童每次 5~10mg/kg,3~4 次 /d;成人每次 0.3~0.6g,必要时每 4~6h 重复 1 次	用于解热,连续使用不超过 3d;用于镇痛,连续使用不超过 5d
布洛芬	口服常释剂型:儿童每次 5~10mg/kg,3 次 /d;成人每次 0.2~0.4g,每 4~6h 用药 1 次	最大限量为 2.4g/d,用于解热,连续使用不超过 3d;用于镇痛,连续使用不超过 5d
	口服溶液剂型:12 岁以下儿童每次 5~10mg/kg,必要时每隔 4~6h 重复 1 次	每 24h 用药不超过 4 次
	缓释控释剂型:12 岁以上儿童及成人每次 0.3~0.6g,2 次 /d	—
赖氨匹林	成人每次 0.9~1.8g,2 次 /d;儿童 10~25mg/(kg·d),肌内或静脉注射	—
复方氨基比林	注射剂型:每次 2ml,肌内注射 口服剂型:每次 1~2 片,3 次 /d	不宜长期使用,造血功能障碍者禁用
去痛片	口服,每次 1~2 片,1~3 次 /d	长期使用导致肾功能损害
双氯芬酸	缓释控释剂型:成人每次 50mg,1~2 次 /d 口服常释剂型:成人每次 25~50mg,2~3 次 /d	24h 用量不超过 150mg
吲哚美辛	缓释剂型:25~50mg,2 次 /d	—

表 2-2　常用治疗急性气管支气管炎药物用法及注意事项

药物类型	药物	用法	注意事项
镇咳药	右美沙芬片	口服,每次 15~30mg,每 6~8h 用药 1 次	—
	喷托维林片	口服,每次 25mg,3~4 次 /d	青光眼和心功能不全者慎用
	苯丙哌林片	口服,每次 20~40mg,3~4 次 /d	服用时需整片吞服,切勿嚼碎,以免引起口腔麻木

续表

药物类型	药物	用法	注意事项
祛痰药	溴己新片	口服,每次 8~16mg,2~3 次 /d	胃炎或胃溃疡患者慎用
	氨溴索片	口服,每次 30mg,3 次 /d	避免与中枢性镇咳药(如右美沙芬)同时使用,以免稀化的痰液堵塞气道
	标准桃金娘油肠溶胶囊	口服,每次 300mg,3 次 /d	勿将胶囊掰开或咀嚼服用
	桉柠蒎肠溶软胶囊	口服,每次 300mg,3 次 /d	不可打开或嚼破后服用
	乙酰半胱氨酸片	口服,每次 600mg,2 次 /d	—
	羧甲司坦片	口服,每次 250~500mg,3 次 /d	消化性溃疡活动期间禁用
	厄多司坦	口服,每次 300mg,2 次 /d	—
解痉抗过敏药	沙丁胺醇气雾剂	每次 100~200μg(1~2 喷),每 4~6h 用药 1 次,24h 内不超过 8~12 喷	—
	吸入用沙丁胺醇溶液	雾化吸入,每次 2.5mg,需要时每 4~6h 用药 1 次	—
	马来酸氯苯那敏片	口服,每次 4~8mg,2~3 次 /d	—
复方制剂	氯化铵甘草合剂	口服,每次 5~10ml,3 次 /d	—
	愈美片(每片含氢溴酸右美沙芬 15mg,愈创甘油醚 100mg)	口服,每次 2 片,3 次 /d	—
	复方甲氧那明胶囊(每粒含盐酸甲氧那明 12.5mg,那可丁 7mg,氨茶碱 25mg,马来酸氯苯那敏 2mg)	口服,每次 1 粒,3 次 /d	—
	美敏伪麻溶液(每毫升含氢溴酸右美沙芬 1mg,盐酸伪麻黄碱 3mg,马来酸氯苯那敏 0.2mg)	口服,每次 10ml,3~4 次 /d	—

三、药物治疗方案

(一) 对症治疗

1. 一般治疗 发热、病情较重或年老体弱者应卧床休息，多饮水，保持室内空气流通，防止受凉。

2. 解热镇痛 有头痛、发热、全身肌肉酸痛等症状者，可酌情使用解热镇痛药，如对乙酰氨基酚、阿司匹林、布洛芬等。儿童感冒慎用阿司匹林，以防瑞氏综合征。

3. 缓解鼻塞 有鼻塞、鼻黏膜充血水肿、咽痛等症状者可应用盐酸伪麻黄碱等可选择性收缩上呼吸道黏膜血管的药物，也可用 1% 麻黄碱滴鼻。有频繁喷嚏、多量流涕等症状的患者可酌情选用马来酸氯苯那敏、氯雷他定或苯海拉明等抗过敏药。这类药物有头晕、嗜睡等不良反应，故宜在睡前服用，驾驶员和高空作业者避免使用。

4. 镇咳 对于频繁或剧烈咳嗽造成的不适，影响学习、生活、工作和睡眠，甚至可能引起气胸、肋骨骨折、晕厥等并发症的患者，可酌情应用右美沙芬、可待因、喷托维林或苯丙哌林等镇咳剂。但对于痰多者不宜用可待因等强力镇咳药，以免影响痰液排出。对于白天需要精神警觉(如驾驶员)的患者，慎用可待因或其他含阿片镇咳剂。可待因和右美沙芬不宜使用时间过长，可能出现药物依赖。兼顾镇咳与祛痰的复方制剂目前在临床应用较为广泛。

5. 化痰 复方氯化铵、溴己新、乙酰半胱氨酸、氨溴索和标准桃金娘油等均具化痰作用。

6. 解痉平喘 对于支气管痉挛(喘鸣)的患者，可给予解痉平喘和抗过敏治疗，如氨茶碱、沙丁胺醇和马来酸氯苯那敏等。急性上呼吸道感染出现呼吸困难的表现、存在窒息风险的患者，应用抗菌药物同时给予糖皮质激素，以减轻喉头水肿，缓解症状，常用泼尼松，$1\sim2mg/(kg\cdot d)$，分次口服；重症可用地塞米松静脉注射，每次 $2\sim5mg$，继之 $1mg/(kg\cdot d)$ 静脉滴注，用 $2\sim3$ 日，至症状缓解。

(二) 病因治疗

1. 抗病毒治疗 一般无须积极抗病毒治疗。免疫缺陷患者可早期使用。广谱抗病毒药利巴韦林和奥司他韦对呼吸道合胞病毒等有较强的抑制作用，可缩短病程。利巴韦林成人常用剂量是一次 0.15g，一日 3 次，连续服用 7 日。奥司他韦成人常用剂量是一次 75mg，一日 2 次，连续服用 5 日。

2. 抗菌药物治疗 单纯病毒感染无须使用抗菌药物，急性上呼吸道感染患者如有白细胞计数升高、咽部脓苔、咳黄痰等细菌感染证据时，可酌情使用青霉素类、头孢菌素类、大环内酯类或喹诺酮类抗菌药物。对于急性气管支气管炎患者,抗菌药物可能对某些患者(例如存在共病的老年患者)有益,但应权衡该益处与潜在的不良反应以及耐药性。对存在过去一年曾住院治疗、口服皮质类固醇、糖尿病或充血性心力衰竭其中一项且年龄≥80岁的患者,或者存在两项且年龄≥65岁的患者,可酌情使用抗菌药物,一般可选用青霉素类、头孢菌素类、大环内酯类或喹诺酮类。

(三) 中医辨证施治

中医将普通感冒分为风寒感冒、风热感冒、暑湿感冒等类型,常挟痰、挟滞、挟惊。中医的总体治疗原则是疏风解表或辛温解表、辛凉解表、清暑解表,挟痰则肃肺化痰,挟滞则消食导滞,挟惊则清热定惊。如葱豉汤、荆防败毒散辛温解表,治疗风寒型感冒;银翘散或桑菊饮辛凉解表,治疗风热型感冒;新加香薷饮祛暑清热、化湿和中,藿香正气散解表化湿、理气和中,均可用于治疗暑湿感冒。

中医治疗急性气管支气管炎以宣降肺气、止咳为总体治疗原则,重视降气化痰,注意固正护气。可随风寒、风热、风燥等邪气不同而分别予以疏风散寒、疏风清热、疏风润燥等治疗。

第三节　常见处方审核案例详解

案例 1

【处方描述】

性别:男　年龄:49 岁

临床诊断:病毒性上呼吸道感染。

处方内容:

头孢呋辛酯片	250mg	b.i.d.	p.o.
阿昔洛韦片	200mg	q.5h.	p.o.

【处方问题】 适应证不适宜。

【机制分析】 患者被诊断为病毒性上呼吸道感染,抗菌药物头孢呋辛酯适应证为细菌感染,病毒性上呼吸道感染不需要使用抗菌药物治疗,故该患者无使用头孢呋辛酯的适应证。本处方属于适应证不适宜。

阿昔洛韦适应证为带状疱疹病毒、单纯疱疹病毒引起的皮肤和黏膜感染,阿昔洛韦的抗病毒谱中没有急性上呼吸道感染的致病病毒。本处方属于适应证不适宜。

【干预建议】该患者为病毒性上呼吸道感染,建议取消使用头孢呋辛酯片,将阿昔洛韦更换为利巴韦林或奥司他韦等药物抗病毒治疗。

案例2

【处方描述】

性别:男　年龄:31 岁

临床诊断:急性上呼吸道感染;急性化脓性扁桃体炎。

处方内容:

头孢呋辛酯片	250mg	b.i.d.	p.o.
美扑伪麻颗粒	1 袋	q.i.d.	p.o.
对乙酰氨基酚缓释片	650mg	b.i.d.	p.o.

【处方问题】联合用药不适宜。

【机制分析】美扑伪麻颗粒为复方制剂,成分包括对乙酰氨基酚、氯苯那敏、伪麻黄碱、右美沙芬,每袋含对乙酰氨基酚 325mg,与该处方中对乙酰氨基酚缓释片成分重叠,合并使用对乙酰氨基酚过量容易引起肝毒性增加等不良反应。本处方属于联合用药不适宜。

【干预建议】该患者为急性上呼吸道感染、急性化脓性扁桃体炎,建议处方中减去美扑伪麻颗粒或对乙酰氨基酚缓释片,单用一种药物治疗。

案例3

【处方描述】

性别:男　年龄:23 岁

临床诊断:急性上呼吸道感染;急性化脓性筛窦炎。

处方内容:

头孢呋辛酯片	250mg	b.i.d.	p.o.
美扑伪麻颗粒	1 袋	q.i.d.	p.o.
西咪替丁片	400mg	b.i.d.	p.o.

【处方问题】适应证不适宜。

【机制分析】西咪替丁适应证为十二指肠溃疡、胃溃疡、反流性食管炎、应激性溃疡及佐林格 - 埃利森综合征,该患者被诊断为急性上呼吸道感染、急性化脓性筛窦炎,无使用西咪替丁的适应证。本处方属于适应证不适宜。

【干预建议】建议取消使用西咪替丁片。

案例 4
【处方描述】

性别：女　年龄：43 岁

临床诊断：急性支气管炎；急性化脓性咽峡炎；肺结核（初治）。

处方内容：

利福平片	600mg	q.d.	p.o.
异烟肼片	300mg	q.d.	p.o.
吡嗪酰胺片	1 000mg	q.d.	p.o.
乙胺丁醇片	750mg	q.d.	p.o.
头孢呋辛酯片	250mg	b.i.d.	p.o.
氨茶碱片	200mg	t.i.d.	p.o.

【处方问题】联合用药不适宜。

【机制分析】利福平与氨茶碱合用时，由于利福平可诱导肝细胞色素 P450 酶，使氨茶碱血药浓度降低，解痉平喘疗效降低，故这两种药物不宜合用。本处方属于联合用药不适宜。

【干预建议】将氨茶碱片更换为其他不与处方中抗结核药有相互作用的解痉平喘药如沙丁胺醇等。

案例 5
【处方描述】

性别：女　年龄：37 岁

临床诊断：急性上呼吸道感染；化脓性咽炎。

处方内容：

头孢克洛缓释片	375mg	b.i.d.	p.o.
对乙酰氨基酚缓释片	650mg	q.6h.	p.o.

【处方问题】用法、用量不适宜。

【机制分析】该处方中对乙酰氨基酚用法用量是 650mg，每 6 小时 1 次（即每日 4 次），对乙酰氨基酚缓释片说明书中用于持续发热时每次 1 片（650mg），每 8 小时 1 次，24 小时不超过 3 次。本处方属于用法、用量不适宜。

【干预建议】建议将对乙酰氨基酚缓释片用法、用量改为"650mg q.8h.

(必要时,每日不超过 3 次)"。

案例 6

【处方描述】

性别:男 年龄:36 岁
临床诊断:急性上呼吸道感染;化脓性上颌窦炎。
处方内容:
头孢呋辛酯片 　　　 250mg 　 b.i.d. 　 p.o.
布洛芬缓释胶囊 　　 300mg 　 b.i.d. 　 p.o.
对乙酰氨基酚缓释片 650mg 　 q.8h. 　 p.o.(必要时,每日不超过 3 次)

【处方问题】联合用药不适宜。

【机制分析】布洛芬和对乙酰氨基酚都属于非甾体抗炎药,同时使用可增加胃肠道不良反应,并可能导致溃疡。本处方属于联合用药不适宜。

【干预建议】建议减去布洛芬缓释胶囊或对乙酰氨基酚缓释片,单用一种解热镇痛药。

案例 7

【处方描述】

性别:男 年龄:42 岁
临床诊断:急性支气管炎;急性化脓性扁桃体炎。
处方内容:
头孢克洛缓释片 　　 750mg 　 q.d. 　 p.o.
氨茶碱片 　　　　　 200mg 　 t.i.d. 　 p.o.
桉柠蒎肠溶软胶囊 　 300mg 　 t.i.d. 　 p.o.

【处方问题】用法、用量不适宜。

【机制分析】头孢克洛缓释片说明书中提示用于治疗咽炎、扁桃体炎及皮肤软组织感染、支气管炎的推荐剂量为 375mg,每日 2 次。头孢克洛为时间依赖性抗菌药物,杀菌作用主要取决于血药浓度高于细菌最低抑菌浓度(minimun inhibitory concentration, MIC)的时间,并且头孢克洛清除半衰期短,口服给药肾功能正常患者血清中的半衰期为 0.6~1.5 小时,因此头孢克洛如果每日 1 次给药有可能不能维持有效抗菌浓度,并容易引发不良反应。本处方属于用法、用量不适宜。

【干预建议】建议将头孢克洛缓释片剂量更换为"375mg b.i.d."。

案例8
【处方描述】

性别：女　年龄：26岁
临床诊断：急性支气管炎；化脓性咽炎；孕12周。
处方内容：

左氧氟沙星片	500mg	q.d.	p.o.
桉柠蒎肠溶软胶囊	300mg	t.i.d.	p.o.

【处方问题】遴选药品不适宜。

【机制分析】左氧氟沙星片说明书中提示禁用于孕妇。左氧氟沙星片属于FDA妊娠用药C类，动物实验未证实喹诺酮类药物有致畸作用，但对孕妇用药进行的研究尚无明确结论。鉴于左氧氟沙星可引起未成年动物关节病变，故孕妇禁用。本处方属于遴选药品不适宜。

【干预建议】建议停用左氧氟沙星片，更换为其他更为安全的抗菌药物（如阿莫西林等）。

案例9
【处方描述】

性别：女　年龄：72岁
临床诊断：急性支气管炎；急性化脓性筛窦炎；慢性肾功能不全（CKD 4期）。
处方内容：

罗红霉素片	300mg	q.d.	p.o.
氨茶碱缓释片	100mg	q.d.	p.o.

【处方问题】用法、用量不适宜。

【机制分析】罗红霉素片说明书中提示轻度肾功能不全者不需作剂量调整，严重肾功能不全者建议给药时间延长1倍（一次给药150mg，每日1次）。处方中罗红霉素单次剂量偏高。本处方属于用法、用量不适宜。

【干预建议】建议将罗红霉素片剂量减至"150mg q.d."。

案例 10

【处方描述】

性别：女　年龄：12 岁

临床诊断：急性支气管炎；急性化脓性腮腺炎。

处方内容：

莫西沙星片	400mg	q.d.	p.o.
桉柠蒎肠溶软胶囊	300mg	t.i.d.	p.o.

【处方问题】遴选药品不适宜。

【机制分析】莫西沙星片说明书中提示 18 岁以下患者禁用。因为尚未确定盐酸莫西沙星在儿童和青少年中的有效性和安全性。本处方属于遴选药品不适宜。

【干预建议】建议取消莫西沙星片，更换为其他更为安全的适合儿童使用的抗菌药物，如阿莫西林等。

案例 11

【处方描述】

性别：男　年龄：47 岁

临床诊断：急性支气管炎；化脓性咽炎；胃食管反流病。

处方内容：

克拉霉素片	250mg	b.i.d.	p.o.
西沙必利片	5mg	t.i.d.	p.o.

【处方问题】联合用药不适宜。

【机制分析】克拉霉素片说明书中提示禁止与西沙必利合用。西沙必利与克拉霉素合用会升高西沙必利血药浓度，导致 Q-T 间期延长，引起心律失常如室性心动过速、心室颤动和充血性心力衰竭。本处方属于联合用药不适宜。

【干预建议】建议将西沙必利片更换为其他治疗胃食管反流病药物，如莫沙必利。

案例 12
【处方描述】

　　性别：女　年龄：76 岁

　　临床诊断：急性支气管炎；急性化脓性筛窦炎；慢性肾功能不全
（CKD 4 期）。

　　处方内容：

左氧氟沙星片	500mg	q.d.	p.o.
桉柠蒎肠溶软胶囊	300mg	t.i.d.	p.o.

　　【处方问题】用法、用量不适宜。

　　【机制分析】左氧氟沙星为浓度依赖型抗菌药物，宜一日 1 次足量给药。常
规用量应该为 500mg q.d.。考虑患者为 76 岁高龄，且存在慢性肾功能不全，可
将剂量减半。本处方属于用法、用量不适宜。

　　【干预建议】左氧氟沙星片剂量建议调整为"250mg q.d."。

案例 13
【处方描述】

　　性别：男　年龄：49 岁

　　临床诊断：急性上呼吸道感染；化脓性上颌窦炎。

　　处方内容：

头孢呋辛酯片	250mg	b.i.d.	p.o.
恩替卡韦片	0.5mg	q.d.	p.o.

　　【处方问题】适应证不适宜。

　　【机制分析】患者诊断为急性上呼吸道感染、化脓性上颌窦炎，恩替卡韦适
应证为病毒复制活跃、血清谷丙转氨酶持续升高或肝脏组织学显示有活动性
病变的成人慢性乙型肝炎，不符合该患者的临床诊断适应证。该患者无使用
恩替卡韦的适应证。本处方属于适应证不适宜。

　　【干预建议】建议将恩替卡韦更换为利巴韦林或奥司他韦等药物。

案例 14

【处方描述】

性别:女 年龄:27 岁

临床诊断:急性上呼吸道感染;化脓性咽炎。

处方内容:

头孢克洛缓释片	375mg	b.i.d.	p.o.
奥司他韦胶囊	75mg	t.i.d.	p.o.

【处方问题】用法、用量不适宜。

【机制分析】该处方中奥司他韦胶囊用法用量为每次 75mg,每日 3 次,奥司他韦胶囊说明书中用于治疗流感的推荐剂量是每次 75mg,每日 2 次。本处方属于用法、用量不适宜。

【干预建议】建议将奥司他韦胶囊剂量调整为"75mg b.i.d."。

案例 15

【处方描述】

性别:男 年龄:36 岁

临床诊断:急性上呼吸道感染;急性化脓性筛窦炎。

处方内容:

头孢呋辛酯片	250mg	b.i.d.	p.o.
氢溴酸右美沙芬片	15mg	t.i.d.	p.o.
美敏伪麻溶液	10ml	t.i.d.	p.o.

【处方问题】联合用药不适宜。

【机制分析】美敏伪麻溶液为复方制剂,每毫升含氢溴酸右美沙芬 2mg、马来酸氯苯那敏 0.4mg、盐酸伪麻黄碱 6mg。氢溴酸右美沙芬片每片含氢溴酸右美沙芬 15mg。美敏伪麻溶液与氢溴酸右美沙芬片同时使用时右美沙芬过量,容易引起嗜睡、头晕、心悸、兴奋、失眠、恶心等不良反应。本处方属于联合用药不适宜。

【干预建议】建议减去氢溴酸右美沙芬片或美敏伪麻溶液,仅用一种止咳药。

第四节 小　结

引起急性上呼吸道感染和急性气管支气管炎的主要病原体是病毒,少数是细菌。患者如果出现持续发热、显著喘鸣、咳嗽明显等可予相对应的药物如解热镇痛药、解痉平喘药、镇咳药、祛痰药等对症治疗。在没有其他严重并发症(如肺炎、风湿热、病毒性心肌炎等)的情况下,通过对症处理、休息、戒烟、多饮水、保持室内空气流通等可控制病情发展并逐渐恢复痊愈。一般不使用抗菌药物,如合并有细菌感染,可根据当地流行病学史和常见病原菌经验性选用抗菌药物,覆盖常见的可能的病原菌。无发热、免疫功能正常的患者通常病情较轻、病程短,有自限性,一般无须积极抗病毒治疗,免疫缺陷患者可早期使用抗病毒药。

药师审核相关药物处方时,需注意各类药物的适应证、禁忌证、相互作用;相关镇咳、祛痰、解痉抗过敏药物选择应参考患者咳嗽咳痰特点、肝肾功能、年龄、职业、伴随用药及药物本身不良反应等因素。根据患者病情及伴随生理情况酌情减量。此外,对于老年人、儿童、孕妇和肝肾功能不全者等特殊人群,在应用抗菌、止咳平喘、祛痰等药物治疗过程中需结合患者实际情况考虑,合理选择治疗药物,例如有些复方制剂含有的药物品种较多,需注意与其他药物的联合使用,避免重复用药等。

(孟冬梅)

参考文献

[1] 中华医学会,中华医学会杂志社,中华医学会全科医学分会,等. 急性上呼吸道感染基层诊疗指南(2018年). 中华全科医师杂志, 2019, 18 (5): 422-426.
[2] 中华医学会,中华医学会杂志社,中华医学会全科医学分会,等. 急性气管-支气管炎基层诊疗指南(2018年). 中华全科医师杂志, 2019, 18 (4): 314-317.
[3] 葛均波,徐永健,王辰. 内科学. 9版. 北京: 人民卫生出版社, 2018.
[4] YOON Y K, PARK C S, KIM J W, et al. Guidelines for the antibiotic use in adults with acute upper respiratory tract infections. Infect Chemother, 2017, 49 (4): 326-352.
[5] KINKADE S, LONG N A. Acute bronchitis. Am Fam Physician, 2016, 94 (7): 560-565.
[6] CAO A M, CHOY J P, MOHANAKRISHNAN L N, et al. Chest radiographs for acute lower respiratory tract infections. Cochrane Database Syst Rev, 2013 (12): CD009119.
[7] HILL A T, GOLD P M, EL SOLH A A, et al. Adult outpatients with acute cough due to suspected pneumonia or influenza: CHEST guideline and expert panel report. Chest, 2019, 155

(1): 155-167.

[8] GONZALES R, BARTLETT J G, BESSER R E, et al. Principles of appropriate antibiotic use for treatment of uncomplicated acute bronchitis: background. Ann Intern Med, 2001, 134 (6): 521-529.

第三章

慢性阻塞性肺疾病处方审核案例详解

第一节　慢性阻塞性肺疾病概述

一、慢性阻塞性肺疾病的定义

慢性阻塞性肺疾病（chronic obstructive pulmonary disease，COPD）是一种常见的可预防和可治疗的肺部疾病，以持续呼吸症状和气流受限为特征，病情呈进行性发展，通常由长期暴露于有害颗粒或气体所引起气道和/或肺泡异常所致。

二、慢性阻塞性肺疾病的流行病学

COPD 目前为世界上第四大死亡病因，其患病率、发病率和死亡率因不同国家和不同群体而异，且在发展中国家有暴发性增长趋势。COPD 作为一种慢性疾病，患者常年患病，并过早死于该疾病或其并发症。患者因肺功能进行性减退，严重影响日常工作和生活质量，从而导致经济和社会负担加重。

根据 2022 年版《慢性阻塞性肺疾病全球倡议》（以下简称 2022 GOLD 指南）报道，目前全球每年约有 300 万人死于 COPD。由于持续暴露于 COPD 危险因素和人口逐渐老龄化，预计 COPD 的发病率在未来 40 年仍会继续上升，截至 2060 年可能每年有超过 540 万人死于 COPD 及其相关疾病。人多数国家数据显示，与高患病率相比，低于 6% 的成人被告知他们患有 COPD，这反映了 COPD 患者普遍存在对疾病认知度低和诊断不足等问题。此外，数据显示40 岁以上人群患病率更高，男性患病率比女性高。

三、慢性阻塞性肺疾病的病因及发病机制

(一) 病因

COPD 的病因目前尚未完全明确,危险因素包括环境暴露(吸烟、生物燃料暴露、空气污染等)与宿主因素(基因异常、肺发育异常和衰老等)。

(二) 发病机制

COPD 的发病机制包括炎症机制、蛋白酶 - 抗蛋白酶失衡机制、氧化应激机制和细支气管周围与间质纤维化。此外,自主神经功能失衡、营养不良、气温变化等也可能参与了 COPD 的发生发展过程。

四、慢性阻塞性肺疾病的病情评估及疾病分期

(一) 综合评估

2022 GOLD 指南中,根据患者肺功能情况、症状评估和疾病恶化风险评估,可对患者的整体病情作出综合评估并分组(图 3-1)。其中,A 组: 低风险,症状少;B 组: 低风险,症状多;C 组: 高风险,症状少;D 组: 高风险,症状多。

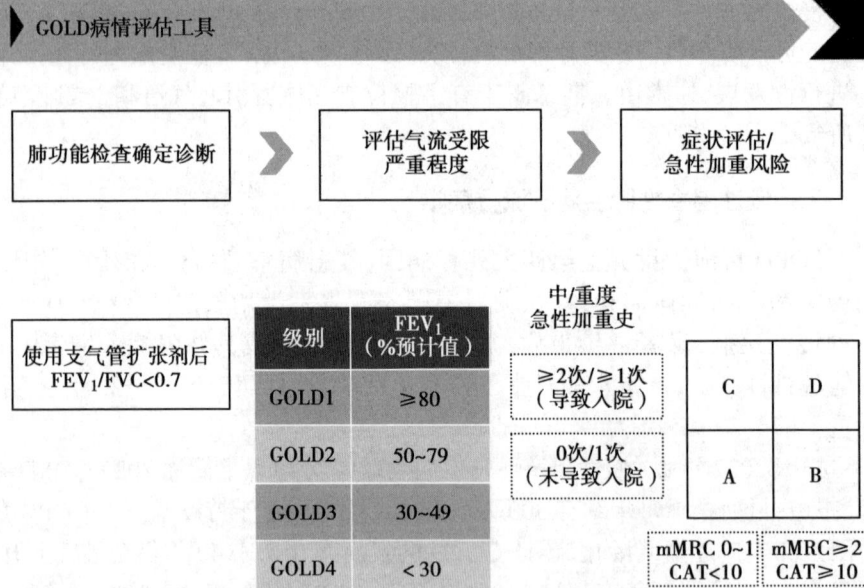

GOLD病情评估工具

| 肺功能检查确定诊断 | → | 评估气流受限严重程度 | → | 症状评估/急性加重风险 |

| 使用支气管扩张剂后 $FEV_1/FVC<0.7$ |

级别	FEV_1 (% 预计值)
GOLD1	≥80
GOLD2	50~79
GOLD3	30~49
GOLD4	< 30

中/重度
急性加重史

| ≥2次/≥1次
(导致入院) |
| 0次/1次
(未导致入院) |

| | mMRC 0~1
CAT<10 | mMRC≥2
CAT≥10 |
| --- | --- | --- |
| ≥2次/≥1次 | C | D |
| 0次/1次 | A | B |

FEV_1:第一秒用力呼气量;FVC:用力肺活量;CAT:COPD 患者自我评估量表;
mMRC:改良版英国医学研究会呼吸困难指数量表。

图 3-1 2022 GOLD 指南改进的 ABCD 分组评估工具

（二）疾病的分期

根据 COPD 患者在不同时期可有不同的临床表现，可划分为稳定期和急性加重期（acute exacerbation of chronic obstructive pulmonary disease，AECOPD）。

稳定期主要表现：咳嗽、咳痰、气促等症状稳定或较轻。确诊为 COPD 的患者，一般情况下通过教导其正确使用吸入装置，督促其保持良好的用药依从性，可使病情得到良好控制。

急性加重期主要表现：短期内咳嗽、咳痰、气促或喘息加重，痰量增多并呈脓性或黏液脓性，以及伴发热等症状。导致 AECOPD 的常见原因包括环境影响（如天气变化、空气污染和有害气体等）、病毒或细菌感染、患者用药不规范或依从性差、吸入装置使用不正确等。

第二节　慢性阻塞性肺疾病治疗管理

一、治疗原则

（一）稳定期治疗

减少症状，降低急性发作的频率和严重程度，缓解或阻止肺功能进行性下降，预防疾病进展，并改善运动耐量和健康状况。

（二）急性加重期治疗

减轻急性加重的病情，治疗并发症，缩短住院时间和降低死亡率。

二、常见治疗药物特点

COPD 药物治疗是以支气管扩张药为核心，在扩张支气管的情况下结合患者实际情况，还可进行祛痰、抗感染等其他对症处理。

（一）支气管扩张药

支气管扩张药是增加第一秒用力呼气量（FEV_1）和 / 或改变其他肺活量变量的药物，通过改变气道平滑肌张力起作用，呼气流量的改善反映了呼吸道的扩张。支气管扩张药倾向于减少休息和运动期间的动态过度充气，并改善运动表现。这些变化的程度并不容易通过休息时测量的 FEV_1 的改善来预测，尤其是在严重和非常严重的 COPD 患者当中。COPD 的治疗中支气管扩张药通常定期用于预防或减轻症状，其毒性与剂量有关，通常不建议定期使用短效支气管扩张药。

1. β_2 受体激动剂

（1）作用机制：选择性兴奋支气管平滑肌 β_2 受体，激活腺苷酸环化酶，使腺苷三磷酸（ATP）转化为环腺苷酸（cAMP），发挥扩张支气管的作用；增加气道黏液运输的速度,有助于分泌物清除;不被儿茶酚 -O- 甲基转移酶(COMT)灭活,支气管舒张作用持久;对 β_1 受体兴奋所产生的心血管副作用轻,适用于肺源性心脏病患者。

(2)常用药物

1)短效制剂(SABA):如沙丁胺醇、特布他林。

2)长效制剂(LABA):既有单药也有与吸入性糖皮质激素(ICS)或长效 M 受体拮抗剂(LAMA)联合应用的制剂。具有选择性作用的 LABA 包括福莫特罗、沙美特罗、茚达特罗、维兰特罗。

(3)使用注意事项:详见表 3-1、表 3-2。

表 3-1　短效 β_2 受体激动剂(SABA)使用注意事项

药物	特点	禁忌	相互作用
沙丁胺醇 特布他林 丙卡特罗	起效快,3~5min 见效,主要用于缓解症状,按需使用。 主要用于维持症状的缓解,需多次反复用药	对本品及肾上腺素受体激动剂有过敏史者禁用	与其他肾上腺素受体激动剂联用,可能导致不良反应增加。 与茶碱类药物联用可增强松弛支气管平滑肌的作用,不良反应增加。 联用单胺氧化酶抑制剂和三环类抗抑郁药不良反应增加

表 3-2　长效 β_2 受体激动剂(LABA)使用注意事项

药物	特点	禁忌	相互作用
福莫特罗	吸入 2~5min 起效;药效持续 12h,半衰期为 14h。 口服 30min 起效,药效持续 20h	对本品及肾上腺素受体激动剂有过敏史者禁用	联用肾上腺素及异丙肾上腺素等儿茶酚胺可能引起心律不齐,或引起心脏停搏,应避免联用。 联用黄嘌呤衍生物、糖皮质激素及利尿药,可能造成低钾血症而导致心律不齐
福莫特罗/布地奈德	—	对布地奈德、福莫特罗或吸入乳糖(含少量牛乳蛋白质)有过敏反应的患者禁用	联用伊曲康唑可升高布地奈德血药浓度。 联用 β 受体拮抗剂能减弱或抑制福莫特罗的作用。 联用单胺氧化酶抑制剂,包括特性相似的物质,如呋喃唑酮和丙卡巴肼,可能会突然引起高血压反应

续表

药物	特点	禁忌	相互作用
沙美特罗	10~20min 起效；药效持续 12h，半衰期为 14h	对本品中任何成分有过敏史者禁用	联用 β 受体拮抗剂，可能使哮喘患者产生严重的支气管痉挛
沙美特罗 / 氟替卡松	—	不适用于缓解急性哮喘发作，缓解急性哮喘发作需要使用快速短效的支气管扩张药(如沙丁胺醇)。应建议患者随时携带能够快速缓解哮喘急性发作的药物	联用 β 受体拮抗剂，可能使哮喘患者产生严重的支气管痉挛。联合酮康唑(吸入制剂)，可使丙酸氟替卡松血浆含量增加
茚达特罗	5min 起效；半衰期为 40~52h	未使用长期哮喘控制药物的哮喘患者禁用所有的长效 β$_2$ 受体激动剂。对茚达特罗或其他辅料有过敏史的患者禁用	联用甲基黄嘌呤衍生物、类固醇或非保钾利尿药可能会增强潜在的低钾血症效应

(4)不良反应：β$_2$ 受体激动剂可以产生窦性心动过速，并有可能在敏感患者中引起心律失常。无论以何种方式给药，在使用较高剂量的 β$_2$ 受体激动剂治疗的一些老年患者中，可能会出现剧烈的躯体震颤等现象。尽管可能发生低钾血症，特别是当与噻嗪类利尿药联合使用时，在慢性心力衰竭患者的静息条件下可导致血氧消耗增加，但这些代谢效应会随着时间的推移而降低(即显示快速耐受)。使用 SABA 和 LABA 后，可发生轻微的氧分压(PaO$_2$)下降，但这些变化的临床意义尚不确定。尽管之前有关于在哮喘治疗中使用 β$_2$ 受体激动剂的担忧，但研究表明 COPD 患者使用 β$_2$ 受体激动剂与肺功能丧失或死亡率升高没有联系。

2. M 受体拮抗剂

(1)作用机制：抑制气道平滑肌 M 受体，阻止胆碱能神经兴奋导致的气道平滑肌收缩，抑制节后胆碱能神经兴奋引起的黏液过量分泌。与其他支气管扩张药一起使用，可增加运动量和改善症状及生活质量。

(2)常用药物

1)短效制剂(SAMA)：如异丙托溴铵。

2) 长效制剂（LAMA）：如噻托溴铵、阿地溴铵、格隆溴铵、芜地溴铵。

（3）使用注意事项：详见表3-3、表3-4。

表3-3 短效 M 受体拮抗剂（SAMA）使用注意事项

药物	特点	禁忌	相互作用
异丙托溴铵	吸入 5min 起效；药效持续 4~6h	本品禁用于梗阻性肥厚型心肌病、快速型心律失常。对大豆卵磷脂或有关的食品（如大豆和花生）过敏者禁用本品。这些患者可以使用不含大豆卵磷脂的本品的雾化吸入剂。对阿托品或其衍生物或本品其他成分过敏者禁用	联用黄嘌呤衍生物、β 肾上腺素类和抗胆碱类药物可增加副作用。吸入卤化羟类麻醉剂（如卤烷、三氯乙烯和恩氟烷）可以增加 β 受体激动剂对心血管作用的易感性

表3-4 长效 M 受体拮抗剂（LAMA）使用注意事项

药物	特点	禁忌	相互作用
噻托溴铵	吸入 5min 可达血药浓度峰值；药效持续 24h，半衰期为 36h	禁用于对噻托溴铵或本品所含有其他成分（如乳糖）过敏者。禁用于对阿托品或其衍生物过敏者	同短效 M 受体拮抗剂

（4）不良反应：现有研究显示，吸入用 M 受体激动剂是安全的，其副作用发生率较低且大致相似，主要副作用是口干。部分 M 受体拮抗剂可抑制腺体分泌，使痰液难以咳出，还可引起心率加快、瞳孔扩大和尿潴留等副作用，故不宜用于纤毛 - 黏液清除功能减退、咳嗽无力的老年人，特别是患有前列腺肥大、膀胱排尿无力、青光眼（可能与患者戴面罩雾化吸入导致溶液与眼睛接触有关）或有心脏疾病的老年人。

（二）甲基黄嘌呤类

关于黄嘌呤衍生物的作用机制仍然存在争议，它们可能作为非选择性磷酸二酯酶抑制剂发挥作用，也有报道称其具有一系列非支气管扩张药作用。茶碱是最常用的甲基黄嘌呤类药物，该药由细胞色素 P450 酶代谢。多种因素可导致茶碱代谢改变，包括年龄、患者病理生理状态、联用药物的性质等。

1. 作用机制 抑制磷酸二酯酶（PDE）活性，减少 cAMP 水解，支气管平滑肌 cAMP 水平上升，支气管舒张；增加气道廓清，促进排痰，使通气顺畅；增加机体免疫调节作用;强心利尿,兴奋呼吸中枢,消除膈肌疲劳,改善呼吸功能。

2. 常用药物　如氨茶碱、茶碱和多索茶碱等。

3. 使用注意事项　详见表3-5。

表3-5　甲基黄嘌呤类使用注意事项

药物	特点	禁忌	相互作用
氨茶碱 茶碱	—	对本品过敏的患者、活动性消化性溃疡和未经控制的惊厥性疾病患者禁用	联用地尔硫䓬、维拉帕米、美西律、西咪替丁、雷尼替丁、红霉素、氧氟沙星、环丙沙星等,其血药浓度升高,毒性增加。 联用苯巴比妥、苯妥英、利福平,其血药浓度降低。 增加锂盐的肾排泄。 增加咖啡因或其他黄嘌呤类药物作用和毒性
多索茶碱	松弛支气管平滑肌痉挛的作用较氨茶碱强10~15倍,并具有茶碱所没有的镇咳作用。 无腺苷受体拮抗作用,故与茶碱相比,较少引起中枢、胃肠道及心血管等肺外系统的不良反应	同上	同上

4. 不良反应　治疗窗狭窄是黄嘌呤衍生物的特点,治疗剂量与中毒剂量很接近,且毒性与剂量有关。甲基黄嘌呤是磷酸二酯酶的非特异性抑制剂,这解释了它广泛的毒性作用。常见不良反应包括由房性和室性心律失常引起的心悸和严重的惊厥(无论先前是否有癫痫病史都可能发生),其他不良反应包括头痛、失眠、恶心。

(三) 糖皮质激素

COPD药物治疗过程中,糖皮质激素占有重要地位,给药方式包括吸入用药(ICS)和全身用药(口服/静脉)。稳定期患者通常采用ICS联合LABA或LAMA控制病情。急性加重期通常采用全身应用糖皮质激素。糖皮质激素对支气管哮喘的治疗效果较好,但对COPD的效果目前尚不明确,因此COPD患者应用糖皮质激素需谨慎。

1. 作用机制

(1)减少炎性细胞如巨噬细胞、中性粒细胞、嗜酸性粒细胞、肥大细胞、淋巴细胞的数量,进而减少白细胞介素 -8(IL-8)、肿瘤坏死因子 α(TNF-α)等细胞因子的分泌。

(2)使炎症部位血管通透性降低,减少炎性细胞和体液的渗出。

(3)阻断花生四烯酸代谢,减少前列腺素和白三烯的合成等。

2. 常用药物

(1)吸入性糖皮质激素(ICS):如丙酸倍氯米松、布地奈德和氟替卡松。

(2)全身用糖皮质激素:如泼尼松、泼尼松龙或甲泼尼龙等。

3. 糖皮质激素联合疗法

(1)双联吸入疗法(ICS+一种长效支气管扩张药):联合不同作用机制和持续时间药物进行治疗可以增加支气管扩张的程度,而不良反应相等或更少。对于伴有急性加重或中 - 重度的 COPD 患者,ICS 联合 LABA 对于改善肺功能及健康状况以及减少急性加重比单一组分更有效。常用的 ICS+LABA 有沙美特罗替卡松粉吸入剂、布地奈德福莫特罗粉吸入剂、倍氯米松福莫特罗吸入气雾剂等。

(2)三联吸入疗法(ICS+两种长效支气管扩张药):ICS+LABA+LAMA 的三联治疗是常见的治疗方案。在 ICS+LABA 基础上增加 LAMA 可改善肺功能及症状,特别是急性加重风险。

4. 注意事项 详见表 3-6、表 3-7。

表 3-6 全身用糖皮质激素使用注意事项

药物	特点	禁忌	相互作用
可的松 氢化可的松	短效,药效持续 8~12h	对本品及肾上腺皮质激素类药物有过敏史的患者禁用;高血压、血栓症、胃与十二指肠溃疡、精神病、电解质代谢异常、心肌梗死、内脏手术、青光眼等患者一般不宜使用;特殊情况下权衡利弊使用,但应注意病情恶化的可能	联用巴比妥类、苯妥英、利福平,本品代谢促进作用减弱。联用水杨酸类药物可增加其毒性。可减弱抗凝血药、口服降血糖药作用,应调整剂量。联用利尿药(保钾利尿药除外)可引起低钾血症,应注意用量
甲泼尼龙 泼尼松 泼尼松龙	中效,药效持续 12~36h	同上	同上
地塞米松 倍他米松	长效,药效持续 36~54h	同上	同上

表 3-7　吸入性糖皮质激素使用注意事项

药物	特点	禁忌	相互作用
倍氯米松	—	对本品及肾上腺皮质激素类药物有过敏史患者禁用。高血压、血栓症、胃与十二指肠溃疡、精神病、电解质代谢异常、心肌梗死、内脏手术、青光眼等患者一般不宜使用。特殊情况下权衡利弊使用,但应注意病情恶化的可能	联用巴比妥类、苯妥英、利福平,本品代谢促进作用减弱。联用水杨酸类药物,增加其毒性。可减弱抗凝血药、口服降血糖药作用,应调整剂量。联用利尿药(保钾利尿药除外)可引起低钾血症,应注意用量
布地奈德	抗炎作用较强,是倍氯米松的 2 倍,氢化可的松的 600 倍,地塞米松的 20~30 倍	同上	同上
氟替卡松	脂溶性居所有糖皮质激素之首	同上	同上
曲安奈德	其抗炎和抗过敏作用较强而持久。肌内注射后在数小时内生效,经 1~2 日达最大效应,作用可维持 2~3 周	同上	同上

5. 不良反应

(1)吸入性糖皮质激素:来自随机对照试验(RCT)的高质量证据表明,ICS 使用与口腔念珠菌感染、声音嘶哑、皮肤瘀伤和肺炎的患病率升高有关。ICS 单独使用,有证据表明血嗜酸性粒细胞计数<2% 会增加患肺炎的风险。在中度 COPD 患者的研究中,ICS 单独使用或与 LABA 联合使用并未增加肺炎的风险。不同的 RCT 研究结果显示,接受 ICS 治疗后骨密度降低和骨折风险增加得到不同的结果,这可能是研究设计的差异和 / 或 ICS 化合物之间的差异引起的。观察性研究结果表明,ICS 治疗也可能与糖尿病风险增加 / 糖尿病控制不良相关。此外,白内障和分枝杆菌感染(包括结核病)的发生是否与使用 ICS 相关,由于没有这些方面的 RCT 数据,尚不能得出确切结论。但在观察性

研究和 RCT 的荟萃分析中发现结核病风险增加。

(2)全身用糖皮质激素：口服糖皮质激素有许多不良反应，包括皮质类固醇肌病，可导致 COPD 重度患者的肌肉无力、功能减退和呼吸衰竭。对于急性加重期住院患者或急诊患者，全身用糖皮质激素的疗效已被证明能够降低治疗失败率和疾病复发率，同时改善肺功能和呼吸困难。但是对于稳定期患者，其疗效缺乏高质量的临床证据，故不推荐在稳定期常规全身用糖皮质激素。

(四)磷酸二酯酶 4(PDE4)抑制剂

该类药物主要指罗氟司特，本品虽没有直接扩张支气管的作用，但对于重度或极重度 COPD 患者可通过每日口服 1 次，减轻支气管炎症。罗氟司特与长效支气管扩张药联用，也可起到改善肺功能的作用。有报道指出，在有急性加重住院史的患者中，使用罗氟司特可得到更大获益。

1. 作用机制　PDE4 是炎症和免疫细胞中的一种主要环腺苷酸代谢酶，PDE4 抑制剂则有包括抑制炎症介质释放和抑制免疫细胞激活在内的广泛抗炎活性。

2. 常用药物　如罗氟司特。

3. 不良反应　与吸入用制剂相比，PDE4 抑制剂具有更多的不良反应。最常见的是腹泻、恶心、食欲减退、体重减轻、腹痛、睡眠障碍和头痛。这些不良反应通常在治疗的早期出现且是可逆的，并随时间推移而持续减轻。在对照研究中，体重不足者应避免使用罗氟司特治疗，并建议治疗期间监测体重。此外，抑郁患者也应慎用罗氟司特。

(五) 抗菌药物

一些早期研究结果显示，预防性持续使用抗菌药物对 COPD 急性加重的发生率没有影响。但也有一些研究却表明，使用一些抗菌药物(如大环内酯类)可能会降低病情的恶化率。对于易诱发急性加重的患者，使用阿奇霉素或红霉素 1 年可减少急性加重的风险。阿奇霉素的使用与细菌耐药性的增加、Q-Tc 间隔延长和听力受损有关。分析表明，主动吸烟者使用大环内酯类的获益较少。目前尚无数据证明长期使用阿奇霉素预防治疗 COPD 1 年以上的安全性和有效性。此外，慢性支气管炎和频繁发作的患者使用莫西沙星进行脉冲治疗，对整体急性加重无明显影响。

(六) 黏液溶解剂 / 抗氧化剂

在没有接受吸入糖皮质激素治疗的 COPD 患者中，使用黏液溶解剂 / 抗氧化剂(如厄多司坦、羟甲司坦和乙酰半胱氨酸)进行常规治疗，可减少患者病情恶化和适度改善健康状况。此外，由于研究人群、治疗剂量和并发症治疗的异质性，现有的研究数据并不能准确地识别 COPD 中该类药物的潜在适用群体。

（七）其他具有抗炎作用的药物

两项 2005 年以前的 RCT 研究结果显示，在 COPD 患者中应用免疫调节剂，可使急性加重的严重程度降低和发作次数减少。但是这种疗法对 COPD 患者的维持治疗的长期影响，需要进一步的研究来明确。

白三烯调节剂（如孟鲁司特钠）的疗效尚未在 COPD 患者中进行充分测试，现有证据不支持其使用。

使用英夫利西单抗治疗中度至重度 COPD 后，没有证据显示其有益，也没有证据显示其有害，包括导致恶性肿瘤和肺炎。

没有证据表明补充维生素 D 对未经选择的患者的急性加重有积极影响。

对于没有心血管或代谢疾病适应证的 COPD 患者，应用辛伐他汀并不能起到预防病情恶化的作用。但对于有心血管或代谢疾病适应证的患者，他汀类药物的使用与改善预后（包括减少病情恶化和死亡率）之间的关系已在既往研究中有报道。

三、药物治疗方案

（一）稳定期药物治疗管理

建议采用个体化治疗方案，根据患者的症状水平和恶化风险，启动并升级/降级治疗。药物治疗可以减轻 COPD 患者的症状，降低病情加重的风险和严重程度，改善健康状况和运动耐受性，稳定期初始治疗方案见图 3-2。不同严重级别的患者治疗方案取决于药物的可用性以及患者的反应和偏好。稳定期治疗大多数是使用吸入药物，因此吸入装置的正确使用技术非常重要。初始治疗中，可采用短效支气管扩张药快速缓解患者症状。不同分组的患者具体建议如下。

1. 初始治疗方案

A 组：所有 A 组患者，应根据其呼吸困难的程度给予支气管扩张药治疗，可选用短效或长效支气管扩张药。应记录使用支气管扩张药后的效果。

B 组：治疗方案应选用长效支气管扩张药，长效吸入用支气管扩张药的效果优于短效制剂。没有证据表明，在该组患者中，推荐使用的长效支气管扩张药比另一种长效支气管扩张药更优（即几种长效支气管扩张药的治疗效果并无显著差异）。严重呼吸困难的患者，初始治疗可以考虑联用两种支气管扩张药。B 组患者可能存在并发症，这些并发症对其治疗后症状的改善与预后有影响，应对这些并发症影响的可能性作相关评估。

C 组：初始治疗应包括单用长效支气管扩张药。两项对比研究结果显示，在预防病情恶化方面，LAMA 的效果优于 LABA，因此建议 C 组患者初始选择 LAMA。

D 组：一般来说，初始治疗可从 LAMA 开始，因为它对呼吸困难的急性加重均有改善作用。对于有更严重呼吸困难症状的患者（CAT 评分 ≥20），特别是表现呼吸困难和 / 或运动受限者，可选用 LAMA+LABA 联合治疗，现有研究已表明联合治疗方案较单药治疗更优。LAMA+LABA 对病情恶化的预防效果是否较 LAMA 更优，目前尚不能明确。因此是否选用 LAMA+LABA 作为初始治疗方案，应根据患者的个体病情评估后再作决定。在一些患者当中，初始选择 LABA+ICS 是第一选择，这种方案可以最大程度地减少嗜酸性粒细胞 ≥0.3×10^9/L 的患者急性加重。此外，LABA+ICS 也可作为有哮喘病史的 COPD 患者首选。ICS 有可能导致肺炎，因此只有在考虑临床获益和不良反应发生风险后，才可将 ICS 作为初始治疗选择。

稳定期初始药物治疗方案

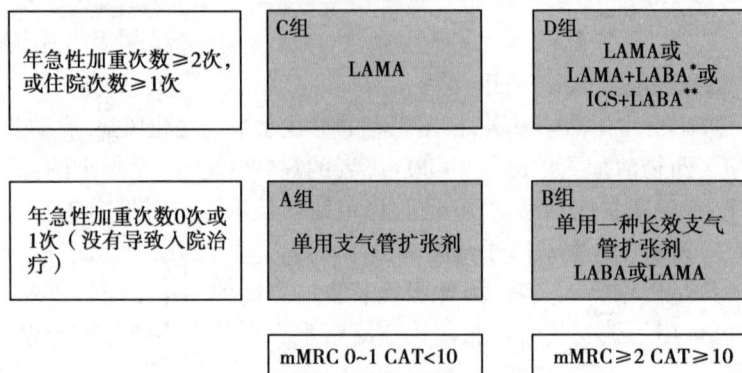

年急性加重次数≥2次，或住院次数≥1次	C组 LAMA	D组 LAMA或 LAMA+LABA*或 ICS+LABA**
年急性加重次数0次或1次（没有导致入院治疗）	A组 单用支气管扩张剂	B组 单用一种长效支气管扩张剂 LABA或LAMA
	mMRC 0~1 CAT<10	mMRC≥2 CAT≥10

图 3-2 GOLD 2022 指南 COPD 稳定期初始药物治疗方案

*当症状很严重时（如 CAT 评分>20），**当嗜酸性粒细胞 ≥0.3×10^9/L。

2. 后续治疗方案 建议基于药物治疗的效果和安全性选择升 / 降级策略（图 3-3），应及时评估患者对升级治疗方案的反应效果。考虑变更治疗方案，特别是降级治疗时，应密切监测患者治疗效果再作出变更治疗方案的决定。目前为止，升级治疗的获益尚未得到充分的临床验证，降级治疗使用经验也有限，包括 ICS 的使用。

（二）急性加重期药物治疗管理

COPD 急性加重期（AECOPD）的定义为：呼吸症状急剧恶化，导致额外的治疗。多种因素可导致 AECOPD，最常见的原因是呼吸道感染、暴露于细微颗粒中（如 PM2.5）和季节变更（冬季好发）。急性加重期治疗目标是尽量减少当前症状恶化带来的负面影响，并防止随后的不良事件。COPD 急性加重程度的划分见表 3-8。最常见的治疗药物主要包括三种：支气管扩张药、糖皮质激素和抗菌药物（药物治疗的推荐意见见表 3-9）。

▶ 稳定期后续治疗方案

1. 如果初始治疗评估为有效，则继续维持该方案治疗。
2. 如果不是：√需考虑针对主要的可治疗症状（呼吸困难或急性加重）。
　　　　　——如果呼吸困难和急性加重都要处理，需要加强给药方案。
　　　　　√将患者置于与当前治疗相符的方案中并遵循适应证。
　　　　　√评估反应，回顾病情并调整。
　　　　　√这些调整建议并不依赖于诊断时的ABCD分组评估。

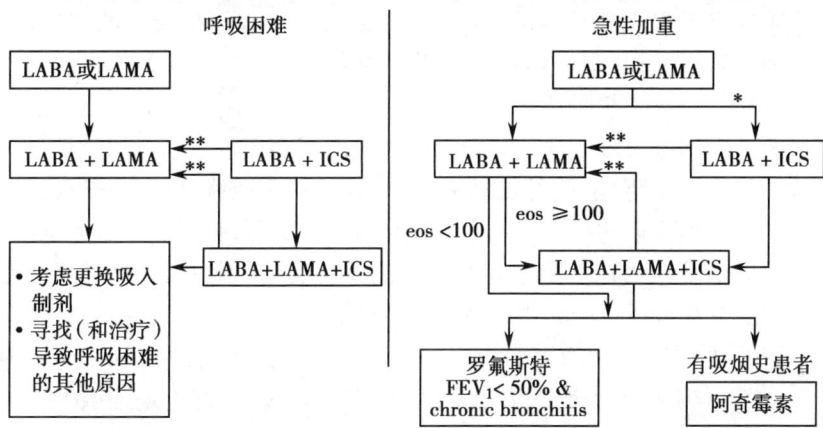

呼吸困难

```
LABA或LAMA
    │
    ↓
LABA + LAMA  **←  LABA + ICS
    │        **→
    ↓              │
            ↓      ↓
         LABA+LAMA+ICS
    ↓
• 考虑更换吸入
  制剂
• 寻找（和治疗）
  导致呼吸困难
  的其他原因
```

急性加重

```
      LABA或LAMA
        │        │    *
        ↓        ↓
LABA + LAMA **← LABA + ICS
        │   **→
    eos<100   eos≥100
        │        │
        ↓        ↓
      LABA+LAMA+ICS
        │            │
        ↓            ↓
   罗氟斯特      有吸烟史患者
   FEV₁< 50% &
   chronic       阿奇霉素
   bronchitis
```

eos，嗜酸性粒细胞计数（个/μl）
*如果eos≥300或eos≥200且年急性加重次数≥2/年住院次数1次
**当考虑肺炎、初始治疗适应证不适宜或ICS效果不佳时应停用或更换ICS

图 3-3　GOLD 2022 指南稳定期后续治疗方案

表 3-8　COPD 急性加重严重程度

严重程度	治疗方案
轻度	单用短效支气管扩张药
中度	在 SABA 的基础上加用抗菌药物或糖皮质激素
重度	需要住院治疗或急诊就医；发生急性呼吸衰竭

表 3-9 GOLD 2022 指南急性加重期药物治疗的推荐意见

急性加重期药物治疗推荐意见
■ 急性加重期初始治疗推荐使用 SABA,联用或不联用 SAMA(C 级证据)
■ 全身用糖皮质激素可以改善患者肺功能(FEV_1)、氧合情况,缩短住院天数和康复时间,但疗程不宜超过 5~7d(A 级证据)
■ 抗菌药物必要时可以使用,能够缩短患者康复时间,降低早期复发和因治疗失败入院的风险,疗程一般 5~7d 为宜(B 级证据)
■ 甲基黄嘌呤类药物由于可能导致不良反应增加,一般不建议在急性加重期使用(B 级证据)

1. 支气管扩张药在急性加重期的应用 虽然目前没有来自 RCT 的高质量证据,但建议使用 SABA 作为急性加重期的初始扩张支气管治疗方案。SABA 是通过定量吸入器(metered dose inhaler, MDI)或雾化吸入给药,两者效果无明显差异,但雾化吸入给药对于重病患者可能更适合。不建议患者连续接受雾化吸入给药,若使用 MDI 给药,应每小时吸 1 剂,重复 2~3 次,然后根据患者的反应调整为每 2~4 小时吸 1 次。虽然目前还没有临床研究评估吸入式长效支气管扩张药(β_2 受体激动剂、M 受体拮抗剂或联合用药)联合或不联合 ICS 在急性加重期的疗效,但建议在急性加重期继续使用这些长效药物,并在患者出院前尽快使用。由于存在显著的不良反应,不建议在这些患者中使用静脉注射甲基黄嘌呤类药物(茶碱或氨茶碱)。

2. 糖皮质激素在急性加重期的应用 研究数据表明,急性加重期全身应用糖皮质激素可缩短患者康复时间,改善肺功能(FEV_1)。此外还能改善氧合情况,降低早期复发风险和减少住院天数。建议可每日口服 40mg 泼尼松,连续 5 日。口服泼尼松和静脉用同样有效。单独雾化吸入布地奈德可能是治疗某些患者病情恶化时的一种可选的替代方案,与静脉注射甲泼尼龙具有类似的疗效,这些方案之间的选择取决于当地的治疗费用。在发生上呼吸道感染的时候,ICS+LABA 联合治疗 10 日的强化方案可减少病情恶化,尤其是对病情严重的患者。有研究表明,糖皮质激素对血液中嗜酸性粒细胞水平较低的急性加重期患者,可能疗效较差。

3. 抗菌药物在急性加重期的应用 急性加重期抗菌药物的应用需评估患者是否有适应证:①患者出现脓痰(呼吸困难加重、痰量增加和痰液变脓 3 个症状同时出现,或仅出现包括脓痰在内的任何 2 个症状)需给予抗菌药物治疗;②需要机械通气支持的患者应给予抗菌药物治疗;③无脓痰者加强支气管扩张药雾化吸入治疗,暂不给予抗菌药物,但应密切观察病情变化,一旦出现肺部湿啰音、痰量增多、喘息加重等感染迹象应酌情加用抗菌药物。

抗菌药物选择应根据当地细菌耐药情况选择,建议根据危险分层和铜绿假单胞菌感染风险制订抗感染方案:单纯 COPD 可选用大环内酯类(阿奇霉素、克拉霉素)、第一代或第二代头孢菌素(如头孢呋辛)等治疗;复杂 COPD 无铜绿假单胞菌感染风险者可选用阿莫西林/克拉维酸,也可选用左氧氟沙星或莫西沙星口服或静脉治疗;有铜绿假单胞菌感染风险的患者如能口服则可选用环丙沙星或左氧氟沙星,需要静脉用药时可选择抗铜绿假单胞菌的 β- 内酰胺类或联合左氧氟沙星。

轻中度 AECOPD 患者抗菌药物疗程推荐为 5~7 日,疗程延长并未发现临床获益。重度 AECOPD、合并支气管扩张症、机械通气患者铜绿假单胞菌和耐药菌感染风险明显增大,抗菌药物疗程可适当延长,明确铜绿假单胞菌感染疗程可延长至 10~14 日。抗菌药物的给药途径,取决于患者的进食能力和药物的药代动力学特征,一般优先选择口服给药。呼吸困难改善和脓痰减少提示治疗有效。

第三节　常见处方审核案例详解

案例 1
【处方描述】

性别:男　年龄:62 岁

临床诊断:慢性阻塞性肺疾病。

处方内容:

0.9% 氯化钠注射液	3ml	b.i.d.	雾化吸入
吸入用乙酰半胱氨酸溶液	3ml		
辛伐他汀片	40mg	q.d.	p.o.

【处方问题】适应证不适宜。

【机制分析】患者处方诊断为 COPD,但辛伐他汀为降血脂药,处方上无对应适应证。根据 GOLD 2022 指南,对于没有心血管或代谢疾病适应证的 COPD 患者,应用辛伐他汀并不能起到预防病情恶化的作用。但对于有心血管或代谢疾病适应证的患者,他汀类药物的使用与改善预后(包括减少病情恶化和死亡率)之间的关系已在既往研究中有报道。本处方属于适应证不适宜。

【干预建议】建议确认患者是否有心血管或代谢疾病适应证,完善处方诊断。

案例 2
【处方描述】

性别：男　年龄：56 岁

临床诊断：慢性阻塞性肺疾病急性加重期。

处方内容：

0.9% 氯化钠注射液	3ml	t.i.d.	雾化吸入
盐酸氨溴索注射液	5mg		
莫西沙星片	0.4g	q.d.	p.o.

【处方问题】超说明书用药。

【机制分析】盐酸氨溴索注射液应用于雾化吸入属于超说明书用药。静脉制剂无法保证雾化后的物理性质的适宜性及其辅料的安全性，因此不建议雾化吸入使用。本处方属于超说明书用药。

【干预建议】若考虑雾化吸入祛痰，建议选用具有雾化剂型的药物（如乙酰半胱氨酸雾化剂型）。

案例 3
【处方描述】

性别：男　年龄：52 岁

临床诊断：慢性阻塞性肺疾病；高血压；高脂血症。

处方内容：

阿托伐他汀片	10mg	q.n.	p.o.
普萘洛尔片	30mg	t.i.d.	p.o.
噻托溴铵吸入剂	1 吸	q.d.	吸入
沙美特罗替卡松粉吸入剂	1 吸	q.d.	吸入

【处方问题】联合用药不适宜；用法、用量不适宜。

【机制分析】本案例所用抗高血压药普萘洛尔为非选择 β 受体拮抗剂，而沙美特罗为选择性长效 β_2 受体激动剂，两者存在拮抗作用，可导致患者血压及 COPD 症状控制不佳，不建议联用。沙美特罗替卡松粉吸入剂用药频次有误，每日 1 次无法达到治疗效果。本处方属于联合用药不适宜，用法、用量不适宜。

【干预建议】建议更换其他类型的抗高血压药，如选择性 β_1 受体拮抗剂美托洛尔等。依据说明书,沙美特罗替卡松粉吸入剂用药频次应改为每日 2 次。

案例 4
【处方描述】

性别:女　年龄:65 岁
临床诊断:慢性阻塞性肺疾病;高血压;消化性溃疡。
处方内容:

维拉帕米片	80mg	t.i.d.	p.o.
茶碱缓释片	0.1g	b.i.d.	p.o.
西咪替丁片	400mg	b.i.d.	p.o.

【处方问题】联合用药不适宜;遴选药品不适宜。

【机制分析】西咪替丁、维拉帕米、地尔硫草等药物是 CYP450 酶的抑制剂,茶碱是 CYP450 酶系底物,因此西咪替丁、维拉帕米和地尔硫草等均可干扰茶碱在肝内的代谢,与茶碱合用,可增加其血药浓度和毒性,相关不良反应发生率升高。低氧血症、高血压或者消化性溃疡病史的患者慎用茶碱,本案例患者存在高血压和消化性溃疡。本处方属于联合用药不适宜及遴选药品不适宜。

【干预建议】若继续使用茶碱,建议更换其他与茶碱无相互作用的其他抗高血压药(如缬沙坦)和抗酸药(如法莫替丁)。建议选用其他支气管扩张药替代茶碱(如噻托溴铵)。

案例 5
【处方描述】

性别:男　年龄:70 岁
临床诊断:慢性阻塞性肺疾病急性加重期。
处方内容:

茶碱缓释片	0.1g	b.i.d.	p.o.
复方甲氧那明胶囊	2粒	t.i.d.	p.o.
沙美特罗替卡松粉吸入剂	1吸	b.i.d.	吸入
噻托溴铵粉吸入剂	1吸	q.d.	吸入

【处方问题】联合用药不适宜。

【机制分析】根据药品说明书,茶碱存在心悸、兴奋、失眠等常见不良反应。本例患者为 70 岁老年患者，肝肾功能生理性减退，药物血浆清除率降低，不良反应发生率比一般人高，应慎重调整茶碱的用量。复方甲氧那明胶囊为复方制剂，其组分为盐酸甲氧那明、那可丁、氨茶碱、马来酸氯苯那敏，同时与茶碱联用可导致茶碱实际剂量增大，不良反应发生率升高。本处方属于联合用药不适宜。

【干预建议】由于复方甲氧那明胶囊中的茶碱含量较低，建议茶碱缓释片与复方甲氧那明胶囊错峰服用，不要同时服用，并提醒患者留意可能出现的不良反应，有条件可对茶碱的血药浓度进行监测，以便及时调整药物剂量。

案例 6

【处方描述】

性别：男　年龄：72 岁

临床诊断：前列腺增生；慢性阻塞性肺疾病；失眠。

处方内容：

噻托溴铵粉吸入剂	1 吸	q.d.	吸入
盐酸坦索罗辛缓释胶囊	0.2mg	q.d.	p.o.
地西泮片	2.5mg	q.n.	p.o.
头孢呋辛酯片	250mg	b.i.d.	p.o.

【处方问题】遴选药品不适宜；适应证不适宜。

【机制分析】噻托溴铵为 M 受体拮抗剂，可能导致加重排尿困难和尿潴留，前列腺肥大等患者不宜使用。患者无使用抗菌药物的临床诊断。本处方属于遴选药品不适宜及适应证不适宜。

【干预建议】建议将噻托溴铵粉吸入剂改用 β_2 受体激动剂，如沙美特罗替卡松粉吸入剂。建议确认患者是否有抗菌药物使用指证，完善处方诊断。

案例 7

【处方描述】

性别：女　年龄：74 岁

临床诊断：慢性阻塞性肺疾病急性加重期。

处方内容：

复方甘草口服液	10ml	t.i.d.	p.o.
头孢呋辛酯片	250mg	b.i.d.	p.o.
噻托溴铵吸入剂	1 吸	q.d.	吸入
阿卡波糖片	50mg	t.i.d.	p.o.

【处方问题】联合用药不适宜；适应证不适宜。

【机制分析】复方甘草口服液含有乙醇成分，与头孢类药物或易产生双硫仑样反应的药物合用可使血中乙酰醛浓度上升，出现双硫仑样反应（面部潮红、头痛、眩晕、腹痛、胃痛、恶心、呕吐、气促、心率加快、血压降低及嗜睡、幻觉等）。阿卡波糖为降血糖药，处方上无对应适应证。本处方属于联合用药不适宜及适应证不适宜。

【干预建议】改用其他类型的抗菌药物（如阿奇霉素）。建议确认患者是否有糖尿病相关适应证，完善处方诊断。

案例8

【处方描述】

性别：男　年龄：63 岁

临床诊断：慢性阻塞性肺疾病；消化性溃疡。

处方内容：

沙美特罗替卡松粉吸入剂	2 吸	b.i.d.	吸入
噻托溴铵吸入剂	1 吸	q.d.	吸入
复方甲氧那明胶囊	2 粒	t.i.d.	p.o.
乙酰半胱氨酸片	0.2g	t.i.d.	p.o.
西咪替丁片	400mg	b.i.d.	p.o.

【处方问题】用法、用量不适宜；联合用药不适宜。

【机制分析】沙美特罗替卡松粉吸入剂用法、用量有误。乙酰半胱氨酸可导致胃肠道不良反应，消化性溃疡患者慎用乙酰半胱氨酸。此外，祛痰药乙酰半胱氨酸片与镇咳药复方甲氧那明胶囊不应同时服用，镇咳药对咳嗽反射的抑制作用可能会导致支气管分泌物的积聚。本处方属于用法、用量不适宜，联合用药不适宜。

【干预建议】沙美特罗替卡松粉吸入剂用法用量改为"1 吸 b.i.d."。建议改用其他痰液溶解剂（如氨溴索）。同时，需提醒患者祛痰药与镇咳药尽量间隔一段时间使用。

案例9

【处方描述】

性别：女　年龄：45 岁

临床诊断：慢性阻塞性肺疾病伴急性下呼吸道感染；症状局部灶性

癫痫;心律失常。

处方内容:

0.9%氯化钠注射液	3ml	b.i.d.	雾化吸入
吸入用乙酰半胱氨酸溶液	3ml		
盐酸左氧氟沙星片	0.5g	q.d.	p.o.
胺碘酮片	0.2g	t.i.d.	p.o.

【处方问题】遴选药品不适宜;联合用药不适宜。

【机制分析】盐酸左氧氟沙星片的说明书提示,曾有使用包括该药在内的喹诺酮类抗菌药物的患者出现惊厥和中毒性精神病的报道,对已知或怀疑患者有容易发生癫痫或癫痫发作阈值降低的中枢神经系统疾病或存在其他危险因素的患者应慎用左氧氟沙星。患者本身患有心律失常,而左氧氟沙星可能引起 Q-T 间期延长;此外,胺碘酮半衰期长,停药后一段时间内可能继续与左氧氟沙星发生相互作用,存在导致心脏毒性相加的风险。本处方属于遴选药品不适宜及联合用药不适宜。

【干预建议】建议选用其他抗菌药物代替左氧氟沙星。

案例 10
【处方描述】

性别:男 年龄:68 岁

临床诊断:慢性阻塞性肺疾病。

处方内容:

布地奈德福莫特罗粉吸入剂	1 吸	b.i.d.	吸入
沙美特罗替卡松粉吸入剂	1 吸	b.i.d.	吸入
噻托溴铵吸入剂	1 吸	b.i.d.	吸入
乙酰半胱氨酸片	0.2g	t.i.d.	p.o.

【处方问题】联合用药不适宜;用法、用量不适宜。

【机制分析】布地奈德福莫特罗粉吸入剂和沙美特罗替卡松吸入剂同为 ICS/LABA 双联制剂,两种药理论作用机制和效果相同,为重复用药。根据药品说明书,噻托溴铵吸入剂推荐用法为每日 1 次。本处方属于联合用药不适宜,用法、用量不适宜。

【干预建议】选用该处方其中一种 ICS/LABA 双联制剂,另一种停用。噻托溴铵吸入剂用法、用量应改为"1 吸,q.d."。

案例 11
【处方描述】

性别:女　年龄:55 岁

临床诊断:慢性阻塞性肺疾病;变应性鼻炎。

处方内容:

噻托溴铵吸入剂	1 吸	q.d.	吸入
布地奈德福莫特罗粉吸入剂	1 吸	q.d.	吸入
乙酰半胱氨酸片	0.2g	t.i.d.	p.o.
特非那定片	60mg	b.i.d.	p.o.

【处方问题】联合用药不适宜;用法、用量不适宜。

【机制分析】福莫特罗同时与特非那定使用可延长 Q-Tc 间期,增加室性心律失常的危险。根据药品说明书,布地奈德福莫特罗粉吸入剂推荐用法为每日 2 次。本处方属于联合用药不适宜,用法、用量不适宜。

【干预建议】建议改用氯苯那敏等对 Q-Tc 间期影响较小的抗组胺药。布地奈德福莫特罗粉吸入剂用法、用量应改为"1 吸,b.i.d."。

案例 12
【处方描述】

性别:男　年龄:51 岁

临床诊断:慢性阻塞性肺疾病;急性下呼吸道感染。

处方内容:

0.9% 氯化钠注射液	3ml	b.i.d.	i.v.gtt.
吸入用乙酰半胱氨酸溶液	3ml		
盐酸左氧氟沙星片	0.25g	b.i.d.	p.o.

【处方问题】用法、用量不适宜。

【机制分析】吸入用乙酰半胱氨酸溶液为吸入制剂,用法应为"雾化吸入",并非静脉用药;左氧氟沙星为浓度依赖型抗菌药物,推荐用法用量为每日 1 次足量给药。本处方属于用法、用量不适宜。

【干预建议】吸入用乙酰半胱氨酸溶液的用法改为"雾化吸入"。建议盐酸左氧氟沙星片用量改为"0.5g q.d."。

案例 13

【处方描述】

性别：男　年龄：52 岁

临床诊断：慢性阻塞性肺疾病；糖尿病；低钾血症。

处方内容：

沙美特罗替卡松粉吸入剂	1 吸	b.i.d.	吸入
阿卡波糖片	50mg	b.i.d.	p.o.
茶碱缓释片	0.1g	b.i.d.	p.o.

【处方问题】遴选药品不适宜；用法、用量不适宜。

【机制分析】沙美特罗替卡松粉吸入剂可能导致血钾进一步降低，同时存在升高血糖的风险，可能恶化糖尿病、低钾血症患者的病情。根据药品说明书，阿卡波糖推荐用法为每日 3 次。本处方属于遴选药品不适宜，用法、用量不适宜。

【干预建议】建议改用 M 受体拮抗剂，如噻托溴铵吸入剂。阿卡波糖片用法、用量应改为"50mg t.i.d."。

案例 14

【处方描述】

性别：女　年龄：72 岁

临床诊断：慢性阻塞性肺疾病。

处方内容：

0.9% 氯化钠注射液	3ml	t.i.d.	雾化吸入
吸入用异丙托溴铵溶液	2ml		
噻托溴铵吸入剂	1 吸	q.d.	吸入
复方甲氧那明胶囊	2 粒	q.d.	p.o.

【处方问题】联合用药不适宜；用法、用量不适宜。

【机制分析】异丙托溴铵与噻托溴铵均属于 M 受体拮抗剂，不应同时使用。根据药品说明书，复方甲氧那明胶囊推荐用法为每日 3 次。本处方属于联合用药不适宜，用法、用量不适宜。

【干预建议】2022 GOLD 指南对稳定期患者推荐首选单一长效制剂，而非短效制剂，仅有偶发性呼吸困难的患者及已使用长效制剂维持治疗的患者需要立即缓解症状除外。异丙托溴铵属于短效制剂,而噻托溴铵属于长效制剂,因此建议单用噻托溴铵吸入剂进行治疗。复方甲氧那明胶囊用法、用量应改为"2粒 t.i.d."。

案例 15
【处方描述】

性别:男　年龄:64岁

临床诊断:慢性阻塞性肺疾病;细菌性急性扁桃体炎。

处方内容:

噻托溴铵吸入剂	1吸	q.d.	吸入
乙酰半胱氨酸泡腾片	0.6g	q.d.	p.o.
头孢呋辛酯片	250mg	b.i.d.	p.o.

【处方问题】用法、用量不适宜;联合用药不适宜。

【机制分析】乙酰半胱氨酸为黏液溶解药,可促使痰液稀释便于咳出。但本案例中服用方法为"口服",而泡腾片用法应为"冲服",用法不正确。根据药品说明书,乙酰半胱氨酸与β-内酰胺类药物(青霉素类、头孢菌素类药物)合用,可减弱后者的抗菌活性。两药不宜同时合用,必要时需间隔4小时交替使用。本处方属于用法、用量不适宜,联合用药不适宜。

【干预建议】乙酰半胱氨酸泡腾片的服用方法"口服"修改为"冲服"。建议改用与乙酰半胱氨酸无相互作用的抗菌药物,可考虑改用阿奇霉素等。

第四节　小　结

COPD的药物治疗以使用支气管扩张药为核心,在扩张支气管的情况下结合患者实际情况,进行祛痰、抗感染等其他对症处理,常用治疗药物种类较多,需要特别注意药物的安全合理使用。一方面,吸入剂是COPD患者常用的剂型,需要注意该类剂型的用法、用量与禁忌证,确保药物疗效和患者用药依从性,减少不良反应的发生。另一方面,需要关注可能发生的药物相互作用,如茶碱与西咪替丁、维拉帕米等药物存在相互作用,避免药效减弱或出现不应有的毒副作用。

此外,COPD患者常合并基础疾病,同时40岁以上人群具有较高的发病率,因此需要特别注意治疗药物的禁忌证和使用注意事项,为特殊人群选择合理的药物治疗方案。

（周守宁）

参考文献

［1］葛均波 , 徐永健 , 王辰. 内科学. 9 版. 北京 : 人民卫生出版社 , 2018.

［2］Global Initiative for Chronic Obstructive Lung Disease. Global strategy for the diagnosis, management and prevention of chronic obstructive pulmonary disease 2022 report.(2021-11-22)[2022-02-10]. https://goldcopd. org/2022-gold-reports-2/.

［3］慢性阻塞性肺疾病急性加重抗感染治疗中国专家共识编写组. 慢性阻塞性肺疾病急性加重抗感染治疗中国专家共识. 国际呼吸杂志 , 2019, 39 (17): 1281-1296.

［4］中国老年医学学会呼吸病学分会慢性阻塞性肺疾病学组. 中国老年慢性阻塞性肺疾病临床诊治实践指南. 中华结核和呼吸杂志 , 2020, 43 (2): 100-119.

［5］中华医学会呼吸病学分会慢性阻塞性肺疾病学组 , 中国医师协会呼吸医师分会慢性阻塞性肺疾病工作委员会. 慢性阻塞性肺疾病诊治指南 (2021 年修订版). 中华结核和呼吸杂志 , 2021, 44 (3): 170-205.

［6］HOPKINSON N S, MOLYNEUX A, PINK J, et al. Chronic obstructive pulmonary disease: diagnosis and management: summary of updated NICE guidance. BMJ, 2019, 366: l4486.

［7］华剑兰 , 张静. 从 GOLD 报告演变看 COPD 诊治. 中国实用内科杂志 , 2020, 40 (5): 366-370.

［8］李思其 , 高兴林.《慢性阻塞性肺疾病全球倡议》2021 年版更新解读. 临床药物治疗杂志 , 2021, 19 (5): 36-42.

［9］李庆云 , 孙娴雯. 慢性阻塞性肺疾病稳定期管理的几个新视点 : 2021 版 GOLD 指南解读. 诊断学理论与实践 , 2021, 20 (1): 43-47.

第四章
支气管哮喘处方审核案例详解

第一节 支气管哮喘概述

一、支气管哮喘的定义

支气管哮喘（bronchial asthma）简称哮喘，是由多种细胞以及细胞组分参与的慢性气道炎症性疾病，临床表现为反复发作的喘息、气急，伴或不伴胸闷或咳嗽等症状，同时伴有气道高反应性和可变的气流受限，随着病程延长可导致气道结构改变，即气道重塑。哮喘是一种异质性疾病，具有不同的临床表型。全球哮喘防治创议（Global Initiative for Asthma, GINA）将哮喘定义为一种通常以慢性气道炎症为特征的异质性疾病，具有喘息、气促、胸闷和咳嗽的呼吸道症状史，呼吸道症状和强度可随时间而变化，并伴有可变的呼气气流受限。

二、支气管哮喘的流行病学

（一）哮喘的患病率

哮喘是一种常见的慢性呼吸道疾病，据 GINA 统计，不同国家的患病率为 1%~18%，全球共约 3 亿人患有哮喘，每年约有 25 万人死于哮喘。近年哮喘患病率在全球范围内有逐年增长的趋势，GINA 预计至 2025 年，哮喘患者将增加至 4 亿人。我国的哮喘患病率也逐年上升，2010—2011 年在我国 8 个省市共 164 215 名 14 岁以上人群进行的"全国支气管哮喘患病情况及相关危险因素流行病学调查（又称 GARE 研究）"，研究采用多级随机整群抽样人户问卷调查，结果显示我国 14 岁以上人群患病率为 1.24%，新诊断的哮喘患者占 26%。此外，2012—2015 年在我国 10 个省市进行的"中国肺健康研究（又称 CPH 研究）"，依据 2010 年的全国人口普查数据，采用多阶段分层抽样方法，在 160 个城乡调查点，采用曾被疾病负担研究（GBD）等研究用于大型的流行病学调查时的欧洲社区呼吸健康调查的哮喘问卷。该研究共纳入 57 779 名 20 岁及以上受调查者,其中 50 991 名完成了哮喘调查问卷,并有吸入支气管扩张药后质控合格的肺功能检测结果,该调查结果显示我国 20 岁及以上人群的哮喘患病率为 4.2%,其中 26.2% 的哮喘患者已经存在气流受限(吸入支气管舒张剂后 $FEV_1/FVC<0.7$)。按照 2015 年的全国人口普查数据推算,我国 20 岁以上人群约有 4 570 万哮喘患者。

(二) 哮喘的控制现状

GINA 多次强调哮喘的治疗目标是实现 "哮喘的总体控制",该概念经过多年推广,哮喘的控制现状虽然有进步,但仍不够理想。2012 年一项研究对欧洲 11 个国家 18~50 岁的 8 000 名哮喘患者作了问卷调查,按照 GINA 拟定的控制、部分控制和未控制标准,结果显示有 20.1% 的哮喘患者达到控制,34.8% 的哮喘患者达到部分控制,45.1% 的哮喘患者未控制。近年来因在全国范围内广泛推广了哮喘的规范化诊治,我国哮喘患者的控制率总体也有明显的提高,但仍低于发达国家。2008 年,在我国 10 个一线城市的三甲医院呼吸专科门诊进行的哮喘患者控制现状的调查结果显示,28.7% 的患者达到哮喘控制。而 2017 年,一项我国 30 个省市城区门诊支气管哮喘患者控制水平的调查,共纳入 3 875 例患者,根据 GINA 定义的哮喘控制水平分级,结果显示我国城区哮喘总体控制率为 28.5%。但其中参与以上 2008 年哮喘控制调查的 10 个城市在本次调查中哮喘的控制率为 39.2%,与 2008 年比较,有较大程度的提高。

三、支气管哮喘的病因及发病机制

哮喘是一种复杂的、具有多基因遗传倾向的疾病。哮喘的发病受人群携带哮喘易感基因与环境因素的影响。环境因素包括变应原性因素如尘螨、宠物、花粉、油漆、饲料、食物、药物,以及非变应原因素如空气污染、吸烟、运动、肥胖等。

哮喘的发病机制尚未完全阐明,目前可概括为气道免疫 - 炎症机制(气道炎症形成机制、气道高反应性和气道重构)、神经调节机制和遗传机制。

四、支气管哮喘的诊断

(一) 诊断标准

1. 典型哮喘的临床症状和体征

(1)反复发作的喘息、气急、胸闷或咳嗽,多与接触变应原、冷空气、物理性和化学性刺激、病毒性上呼吸道感染、运动等有关。

(2)发作时在双肺可闻及散在或弥漫性、以呼气相为主的哮鸣音,呼气相延长。

（3）上述症状可经平喘药治疗后缓解或自行缓解。

2. 可变气流受限的客观检查

（1）支气管激发试验或运动试验阳性。

（2）支气管舒张试验阳性。

（3）平均每日呼气流量峰值（peak expiratory flow，PEF）变异率>10% 或 PEF 周变异率>20%。

符合上述症状和体征，同时具备气流受限客观检查中的任一条，并除外其他疾病所引起的喘息、气急、胸闷和咳嗽，可以诊断为哮喘。

咳嗽变异性哮喘：指咳嗽作为唯一或主要症状，无喘息、气急等典型哮喘症状，同时具备可变气流受限客观检查中的任一条，除外其他疾病所引起的咳嗽。

（二）哮喘的常见临床表型

2022 年 GINA 将哮喘表型定义为可识别的人口统计学、临床和 / 或病理生理特征。常见的哮喘临床表型包括以下几种。

（1）过敏性哮喘：这是最容易识别的哮喘表型，通常始于儿童期，并与过敏性疾病（如湿疹、变应性鼻炎、食物或药物过敏）的既往和 / 或家族史有关。在治疗前对这些患者的痰液进行检查通常会发现嗜酸性气道炎症。患有这种哮喘表型的患者通常对吸入性糖皮质激素（ICS）的治疗反应良好。

（2）非过敏性哮喘：一些患者患有与过敏无关的哮喘。这些患者痰液的细胞特征可能是嗜中性的、嗜酸性的或仅包含少数炎性细胞。非过敏性哮喘患者对 ICS 的短期反应较差。

（3）成人发作（迟发）性哮喘：一些成人，特别是女性，在成年后首次出现的哮喘。这些患者往往是非过敏性的，通常需要更高剂量的 ICS 或用糖皮质激素难以治疗。患有成人发作性哮喘的患者应排除职业性哮喘（即因工作中暴露而引起的哮喘）。

（4）持续气流受限的哮喘：一些患有长期哮喘的患者出现持续或不完全可逆的气流受限。这被认为是气道壁重塑所致。

（5）肥胖哮喘：一些患有哮喘的肥胖患者具有明显的呼吸道症状，但几乎没有嗜酸性气道炎症。

（三）哮喘的分期及分级

根据临床表现，哮喘的分期可分为急性发作期、慢性持续期和临床控制期。

1. 急性发作期　指喘息、气促、胸闷或咳嗽等症状突然发生，或原有症状加重，伴有呼气流量降低，常由接触变应原、刺激物、呼吸道感染或哮喘治疗不当所致。急性发作时病情严重程度的分级可分为轻度、中度、重度和危重

4 级。也可根据达到哮喘控制所采用的治疗级别来进行分级,在临床实践中更实用。轻度哮喘:经过第 1 级、第 2 级治疗能达到完全控制者;中度哮喘:经过第 3 级治疗能达到完全控制者;重度哮喘:需要第 4 级或第 5 级治疗才能达到完全控制,或者即使经过第 4 级或第 5 级治疗仍不能达到控制者。

2. 慢性持续期　慢性持续期是指每周均不同频度和 / 或不同程度地出现喘息、气促、胸闷、咳嗽等症状。可根据白天、夜间哮喘症状出现的频率和肺功能检查结果,将慢性持续期哮喘病情严重程度分为间歇状态、轻度持续、中度持续和重度持续 4 级。

3. 临床控制期　指患者无喘息、气促、胸闷、咳嗽等症状 4 周以上,1 年内无急性发作,肺功能正常。

(四) 哮喘的评估

哮喘的评估内容包括评估患者的临床控制水平,患者有无未来急性发作的危险因素,哮喘的过敏状态及触发因素,患者的药物使用情况及患者是否有合并症。其中,评估患者的临床控制水平是根据患者的症状、用药情况、肺功能检查结果等复合指标将患者分为完全控制、部分控制和未控制。据此来确定治疗方案和调整控制用药。哮喘评估的主要方法包括了解患者哮喘症状、肺功能、哮喘控制测试(asthma control test, ACT)问卷、呼出气一氧化氮、痰嗜酸性粒细胞计数、外周血嗜酸性粒细胞计数、血清总 IgE 和过敏原特异性 IgE 和过敏原检测。

第二节　支气管哮喘治疗管理

目前尚不能根治哮喘,但长期规范化治疗可以使大多数哮喘患者达到良好或完全的临床控制。哮喘的治疗目标是长期控制症状,预防未来风险的发生,即在使用最小有效剂量药物治疗或不用药物的基础上,能使患者保持正常活动水平。哮喘的治疗包括非药物治疗和药物治疗。

一、非药物治疗

非药物治疗可减轻哮喘患者的症状,降低未来急性发作的风险,包括脱离变应原,避免接触其他非特异性刺激因素,戒烟或避免香烟暴露,进行规律的体育活动和健康饮食等。

二、药物治疗

(一) 药物分类

哮喘的治疗药物包括控制性药物和缓解性药物。前者是指需要长期使用的药物,用于使哮喘维持临床控制。后者是指按需使用的药物,用于缓解哮喘急性发作症状。具体药物分类见表4-1。

表4-1　哮喘治疗药物分类

控制性药物	缓解性药物
吸入性糖皮质激素(ICS)	短效 β₂ 受体激动剂(SABA)
全身用糖皮质激素	短效吸入型抗胆碱药(SAMA)
白三烯调节剂	短效茶碱
长效 β₂ 受体激动剂(LABA,不单独使用)	全身用糖皮质激素
长效抗胆碱能药物(LAMA)	
缓释茶碱	
甲磺司特	
色甘酸钠	

1. 糖皮质激素　是目前控制哮喘最有效的药物。糖皮质激素分为吸入性糖皮质激素(ICS)和全身用糖皮质激素(静脉和口服),其中 ICS 已成为目前哮喘长期治疗的首选药物。常用药物有倍氯米松、布地奈德、氟替卡松、莫米松等。根据哮喘病情选择吸入不同 ICS 剂量,2022 年 GINA 哮喘 ICS 使用剂量见表 4-2 和表 4-3。为减少大剂量 ICS 的不良反应,可采用低、中剂量 ICS 与其他药物联合使用。

表4-2　2022 年 GINA 哮喘吸入性糖皮质激素使用剂量(成人及 12 岁以上青少年)

吸入糖皮质激素	每日总的吸入糖皮质激素剂量 /μg		
	低剂量	中剂量	高剂量
丙酸倍氯米松(pMDI,标准颗粒,HFA)	200~500	>500~1 000	>1 000
丙酸倍氯米松(DPI 或 pMDI,超微颗粒,HFA)	100~200	>200~400	>400
布地奈德(DPI 或 pMDI,标准颗粒,HFA)	200~400	>400~800	>800
环索奈德(pMDI,超微颗粒,HFA)	80~160	>160~320	>320
糠酸氟替卡松(DPI)		100	200
丙酸氟替卡松(DPI)	100~250	>250~500	>500
丙酸氟替卡松(pMDI,标准颗粒,HFA)	100~250	>250~500	>500
糠酸莫米松(DPI)	取决于 DPI 装置(参阅药品说明书)		
糠酸莫米松(pMDI,标准颗粒,HFA)	200~400		>400

注:pMDI,压力定量气雾剂;DPI,干粉吸入剂;HFA,氢氟烷烃抛射剂。

表 4-3 2022 年 GINA 哮喘吸入性糖皮质激素使用剂量(6~11 岁儿童)

吸入糖皮质激素	每日总的吸入糖皮质激素剂量 /μg		
	低剂量	中剂量	高剂量
丙酸倍氯米松(pMDI,标准颗粒,HFA)	100~200	>200~400	>400
丙酸倍氯米松(pMDI,超微颗粒,HFA)	50~100	>100~200	>200
布地奈德(DPI)	100~200	>200~400	>400
布地奈德(雾化)	250~500	>500~1 000	>1 000
环索奈德(pMDI,超微颗粒,HFA)	80	>80~160	>160
糠酸氟替卡松(DPI)	50		NA
丙酸氟替卡松(DPI)	50~100	>100~200	>200
丙酸氟替卡松(pMDI,标准颗粒,HFA)	50~100	>100~200	>200
糠酸莫米松(pMDI,标准颗粒,HFA)	100		200

注:pMDI,压力定量气雾剂;DPI,干粉吸入剂;HFA,氢氟烷烃抛射剂;NA,不适用。

2. β_2 受体激动剂 分为 SABA 和 LABA,其中 SABA 是治疗哮喘急性发作的首选药物,有吸入、静脉和口服 3 种剂型,首选吸入剂型。常用的吸入型品种有沙丁胺醇和特布他林。SABA 应按需间歇性使用,不宜长期、单一使用。LABA 舒张支气管平滑肌的作用可维持 12 小时以上,目前在我国临床使用的吸入型 LABA 主要有沙美特罗和福莫特罗,以及超长效的茚达特罗、维兰特罗及奥达特罗等,可通过气雾剂、干粉剂等装置给药。福莫特罗起效最快,也可作为缓解药物按需使用。长期单独使用 LABA 有增加哮喘死亡的风险,不推荐长期单独使用 LABA 治疗。ICS+LABA 复方制剂则具有协同的抗炎和平喘作用,可获得相当于或优于加倍剂量 ICS 的疗效,并可增加患者的依从性,减少大剂量 ICS 的不良反应,尤其适合于中至重度慢性持续哮喘患者的长期治疗,其中低剂量 ICS+ 福莫特罗复合制剂可作为按需使用药物,包括用于预防运动性哮喘。

3. 白三烯调节剂 包括白三烯受体拮抗剂(LTRA)和 5- 脂氧合酶抑制剂,是目前除 ICS 外唯一可单独应用的哮喘控制性药物,可作为轻度哮喘的替代治疗药物,也可作为中、重度哮喘的联合治疗用药。在我国主要使用 LTRA,包括孟鲁司特和扎鲁司特。

4. 茶碱类药物 茶碱类药物有口服和静脉剂型,口服常用药物有氨茶碱和缓释茶碱,口服缓释茶碱特别适用于夜间哮喘症状的控制。而静脉给药适用于部分中至重度哮喘急性发作,且使用静脉制剂时建议监测茶碱的血药浓度。

5. 抗胆碱药　分为短效抗胆碱药(SAMA)和长效抗胆碱药(LAMA),常用的 SAMA 品种是异丙托溴铵,有气雾剂型和雾化溶液剂型。SAMA 主要用于哮喘急性发作的治疗,多与 β₂ 受体激动剂联合应用,如雾化吸入异丙托溴铵与沙丁胺醇复合制剂是治疗哮喘急性发作的常用药物。常用的 LAMA 为噻托溴铵,目前有干粉吸入剂和喷雾剂。

6. 甲磺司特　是一种选择性 Th2 细胞因子抑制剂,可抑制 IL-4、IL-5 的产生和 IgE 的合成,减少嗜酸性粒细胞浸润,减轻气道高反应性。该药为口服制剂,安全性好,适用于过敏性哮喘患者的治疗。

7. 抗 IgE 抗体　主要用于经吸入大剂量 ICS,并联合 LABA、LAMA 等其他控制药物治疗后症状仍未控制,且血清总 IgE 水平升高的重度过敏性哮喘患者,如奥马珠单抗。

(二)哮喘急性发作期的治疗

哮喘急性发作期治疗原则是去除诱因,根据患者病情选择使用短效支气管扩张药,合理氧疗,适时足量地全身使用糖皮质激素。

(三)慢性持续期的治疗

哮喘慢性持续期的治疗应在评估和监测患者哮喘控制水平的基础上,定期根据长期治疗分级方案作出调整,以维持患者的控制水平。咳嗽变异性哮喘的治疗原则与典型哮喘的治疗相同。2022 年 GINA 哮喘阶梯治疗方案见表 4-4 和表 4-5。如果使用该级治疗方案不能够使哮喘得到控制,治疗方案应该升级直至达到哮喘得到控制为止。

表 4-4　2022 年 GINA 哮喘阶梯治疗方案(成人及 12 岁以上青少年)

	第 1~2 级	第 3 级	第 4 级	第 5 级
控制药物和首选缓解药物(方案 1),与 SABA 相比,使用 ICS-福莫特罗作为缓解药物可降低哮喘急性发作风险	按需低剂量 ICS-福莫特罗	低剂量维持 ICS 使用福莫特罗	中剂量维持 ICS 使用福莫特罗	添加 LAMA 根据表型评估。考虑高剂量维持使用 ICS-福莫特罗,±抗 -IgE,抗 -IL5/5R,抗 -IL4R,抗 -TSLP
缓解药物:按需使用低剂量 ICS- 福莫特罗				

续表

	第1级	第2级	第3级	第4级	第5级
控制药物和备选缓解药物（方案2），在将SABA作为缓解治疗之前，医师需评估患者对控制治疗的依从性	使用SABA联合ICS	低剂量维持使用ICS	低剂量维持使用ICS-LABA	中/高剂量维持使用ICS-LABA	添加LAMA根据表型评估。考虑高剂量维持使用ICS-LABA，±抗-IgE、抗-IL5/5R、抗-IL4R、抗-TSLP
		缓解药物：按需使用SABA			

	第1级	第2级	第3级	第4级	第5级
控制哮喘的其他选择（适应证有限，疗效或安全性证据不足）	—	使用SABA时联合低剂量ICS或每日LTRA或添加HDM SLIT	中等剂量ICS或添加LTRA或添加HDM SLIT	添加LAMA或LTRA或HDM SLIT，或转换到高剂量ICS	添加阿奇霉素（成人）或LTRA；作为最后选择可考虑加低剂量OCS但需考虑不良反应

注：OCS，口服糖皮质激素；TSLP，胸腺基质淋巴生成素；LTRA，白三烯受体拮抗剂；HDM SLIT，尘螨过敏免疫舌下含片。

表4-5　2022年GINA哮喘阶梯治疗方案（6~11岁儿童）

	第1级	第2级	第3级	第4级	第5级
首选控制药物	使用SABA联合低剂量ICS	每日低剂量ICS	低剂量ICS-LABA，或中剂量ICS，或极低剂量ICS-福莫特罗作为维持和缓解药物	中剂量ICS-LABA，或低剂量ICS-福莫特罗作为维持和缓解药物	根据表型评估±高剂量ICS-LABA或附加疗法（如抗-IgE、抗-IL4R）
其他控制药物	考虑每日低剂量ICS	每日白三烯受体拮抗剂（LTRA）或使用SABA联合低剂量ICS	低剂量ICS+LTRA	添加噻托溴铵或添加LTRA	添加抗IL-5，或作为最后选择，添加低剂量ICS但需考虑不良反应
缓解药物		按需使用SABA（或ICS-福莫特罗）			

（四）升级和降级治疗

如果使用当前级别治疗方案不能使哮喘得到控制，治疗方案应升级，直至哮喘得到控制为止。当哮喘症状得到控制并维持至少 3 个月，且肺功能恢复并维持平稳状态，可考虑降级治疗。降级治疗原则包括以下几个方面。

1. 哮喘症状控制且肺功能稳定 3 个月以上，可考虑降级治疗，若存在急性发作的危险因素，一般不推荐降级治疗。

2. 选择适当的时机，避开患者呼吸道感染、妊娠、旅行期等。

3. 通常每 3 个月减少吸入性糖皮质激素 25%~30% 是安全可行的。

4. 降级治疗后一旦症状恶化，则需恢复原来的治疗方案。

5. 若患者低剂量控制药物达到哮喘控制 1 年，并且哮喘症状不再发作，可考虑停用药物治疗。

推荐的药物减量方案通常是首先减少激素用量（口服或吸入），再减少激素的使用频次（由每日 2 次减至每日 1 次），然后再减去与激素合用的控制药物，以最低剂量 ICS 维持治疗直到最终停止治疗。

第三节　常见处方审核案例详解

案例 1
【处方描述】

性别：男　年龄：60 岁

临床诊断：哮喘急性发作；青光眼。

处方内容：

吸入用复方异丙托溴铵溶液	2.5ml	}　t.i.d.　射流雾化吸入
0.9% 氯化钠注射液	2ml	
注射用甲泼尼龙琥珀酸钠	40mg	}　b.i.d.　i.v.gtt.
0.9% 氯化钠注射液	100ml	

【处方问题】遴选药品不适宜。

【机制分析】异丙托溴铵可阻断虹膜括约肌的 M 受体，造成眼压升高。此外，雾化吸入异丙托溴铵也可能存在部分药物被吞下，经胃肠道吸收，引起全身不良反应，且雾化吸入时，雾化液也可能会进入眼睛，从而出现眼部并发症。该患者患有青光眼，选用异丙托溴铵可能会使青光眼症状加重或复发。因此，该患者不宜使用异丙托溴铵。本处方属于遴选药品不适宜。

【干预建议】建议选用短效 β_2 受体激动剂,如沙丁胺醇。

案例2
【处方描述】

性别:女 年龄:45 岁

临床诊断:哮喘急性发作。

处方内容:

多索茶碱注射液	0.3g	q.d.	i.v.gtt.
0.9% 氯化钠注射液	100ml		
硫酸沙丁胺醇气雾剂	1~2 揿	p.r.n.	吸入
茶碱缓释片	0.1g	b.i.d.	p.o.

【处方问题】联合用药不适宜。

【机制分析】多索茶碱和茶碱同属于茶碱类药物,若两者合用,可能会增强不良反应/毒性作用,故两者合用属于重复用药,禁止同时使用。本处方属于联合用药不适宜。

【干预建议】多索茶碱注射液属于哮喘缓解性药物,茶碱缓释片为哮喘控制性药物,患者目前处于哮喘急性发作,建议选用多索茶碱注射液,停用茶碱缓释片。

案例3
【处方描述】

性别:男 年龄:68 岁

临床诊断:哮喘急性发作;2 型糖尿病。

处方内容:

吸入用复方异丙托溴铵溶液	2.5ml	t.i.d.	射流雾化吸入
0.9% 氯化钠注射液	2ml		
注射用甲泼尼龙琥珀酸钠	40mg	b.i.d.	i.v.gtt.
0.9% 氯化钠注射液	100ml		
阿卡波糖片	50mg	t.i.d.	p.o.

【处方问题】联合用药不适宜。

【机制分析】甲泼尼龙琥珀酸钠会不同程度地降低阿卡波糖的作用,故该患者联合使用注射用甲泼尼龙琥珀酸钠和阿卡波糖片存在相互作用。本处方属于联合用药不适宜。

【干预建议】建议密切监测患者血糖水平,必要时增加阿卡波糖片的剂量。

案例4
【处方描述】

性别:女　年龄:49 岁

临床诊断:哮喘。

处方内容:

沙美特罗替卡松粉吸入剂	1 吸	t.i.d.	吸入
硫酸沙丁胺醇气雾剂	1~2 揿	p.r.n.	吸入

【处方问题】用法、用量不适宜。

【机制分析】根据沙美特罗替卡松粉吸入剂说明书,该药推荐用法用量为每次 1 吸,每日 2 次,而该处方中沙美特罗替卡松粉吸入剂用法用量为每次 1 吸,每日 3 次,已超过说明书推荐剂量,故沙美特罗替卡松粉吸入剂用法、用量不适宜。本处方属于用法、用量不适宜。

【干预建议】建议将沙美特罗替卡松粉吸入剂使用频次改为"b.i.d."。

案例5
【处方描述】

性别:女　年龄:65 岁

临床诊断:哮喘。

处方内容:

沙美特罗替卡松粉吸入剂	1 吸	b.i.d.	吸入
硫酸沙丁胺醇气雾剂	1~2 揿	p.r.n.	吸入
盐酸二甲双胍肠溶片	0.5g	t.i.d.	p.o.

【处方问题】适应证不适宜。

【机制分析】患者处方诊断为哮喘,盐酸二甲双胍肠溶片是口服降血糖药,用于治疗 2 型糖尿病,处方上无对应适应证,故该患者无使用盐酸二甲双胍肠溶片的适应证。本处方属于适应证不适宜。

【干预建议】完善处方诊断,向医师确认该患者是否患有 2 型糖尿病,若有,修改临床诊断为哮喘、2 型糖尿病。

案例 6

【处方描述】

性别:男　年龄:50 岁

临床诊断:哮喘。

处方内容:

布地奈德福莫特罗粉吸入剂	1 吸	b.i.d.	吸入
布地奈德粉吸入剂	2 吸	b.i.d.	吸入

【处方问题】联合用药不适宜。

【机制分析】布地奈德福莫特罗粉吸入剂和布地奈德粉吸入剂都含有同一激素布地奈德,两者一起使用属重复用药,需向医师确认是否需要两种。本处方属于联合用药不适宜。

【干预建议】建议只使用布地奈德福莫特罗粉吸入剂。

案例 7

【处方描述】

性别:男　年龄:56 岁

临床诊断:哮喘。

处方内容:

布地奈德粉吸入剂	1 吸	b.i.d.	吸入
孟鲁司特钠片	10mg	q.d.	p.o.

【处方问题】用法、用量不适宜。

【机制分析】哮喘常在夜间及凌晨发作或加重,孟鲁司特在睡前服用可以较好地控制哮喘,而该处方中孟鲁司特钠片的用法为每日 1 次,故该药用法不适宜。本处方属于用法、用量不适宜。

【干预建议】建议将孟鲁司特钠片的服用时间改为睡前服用。

案例 8

【处方描述】

性别:男　年龄:9 岁

临床诊断:哮喘;过敏性鼻炎。

处方内容:

布地奈德福莫特罗粉吸入剂	1 吸	b.i.d.	吸入
复方甲氧那敏胶囊	1 粒	t.i.d.	p.o.
地氯雷他定糖浆	5ml	q.n.	p.o.

【处方问题】联合用药不适宜。

【机制分析】复方甲氧那明胶囊为复方制剂,其中含有2mg马来酸氯苯那敏,属于抗组胺药,地氯雷他定也属于抗组胺药,两药合用属重复用药。本处方属于联合用药不适宜。

【干预建议】建议停用复方甲氧那明胶囊或换用单方制剂氨茶碱片。

案例9
【处方描述】

性别：女　年龄：40 岁

临床诊断：哮喘；社区获得性肺炎。

处方内容：

布地奈德福莫特罗粉吸入剂	1 吸	b.i.d.	吸入
茶碱缓释片	0.1g	b.i.d.	p.o.
左氧氟沙星片	0.5g	q.d.	p.o.

【处方问题】联合用药不适宜。

【机制分析】喹诺酮类药物抑制细胞色素 P450 酶介导的茶碱的代谢,导致茶碱血药浓度升高,药效和毒性增加。有研究显示,茶碱合用环丙沙星、左氧氟沙星、诺氟沙星、培氟沙星或帕珠沙星时,茶碱的清除率降低。因此,该患者联合使用茶碱缓释片和左氧氟沙星片存在相互作用。本处方属于联合用药不适宜。

【干预建议】患者为门诊患者,存在基础疾病,根据《中国成人社区获得性肺炎诊断和治疗指南(2016 年版)》,该患者经验性抗感染治疗可选择青霉素类/酶抑制剂复合物,第二、三代头孢菌素(口服),呼吸喹诺酮类。结合患者情况,建议抗菌药物首选阿莫西林克拉维酸钾。

案例10
【处方描述】

性别：男　年龄：52 岁

临床诊断：胃溃疡；哮喘。

处方内容:

奥美拉唑肠溶胶囊	20mg	q.d.	p.o.
铝碳酸镁咀嚼片	1g	q.i.d.	p.o.
沙美特罗替卡松粉吸入剂	1吸	b.i.d.	吸入
茶碱缓释片	0.2g	b.i.d.	p.o.

【处方问题】遴选药品不适宜;联合用药不适宜。

【机制分析】根据茶碱缓释片说明书,茶碱缓释片禁用于活动性消化性溃疡患者。该患者目前患有胃溃疡,选用茶碱缓释片不适宜。奥美拉唑可能通过影响肝药酶CYP1A2的代谢而降低茶碱的水平或作用。此外奥美拉唑还可能通过其他机制增加茶碱的毒性:长时间使用质子泵抑制剂(如奥美拉唑)可产生次氯酸钠,次氯酸钠会导致小肠蠕动增加,近端结肠蠕动减少。故奥美拉唑与茶碱合用可能存在相互作用,必须联用时需密切关注茶碱的疗效和安全性,进行茶碱血药浓度监测。本处方属于遴选药品不适宜及联合用药不适宜。

【干预建议】根据患者病情,建议停用茶碱缓释片。

案例 11
【处方描述】

性别:女　年龄:7岁

临床诊断:哮喘。

处方内容:

复方甲氧那明胶囊	1粒	t.i.d.	p.o.
布地奈德福莫特罗粉吸入剂	1吸	b.i.d.	吸入

【处方问题】遴选药品不适宜。

【机制分析】根据复方甲氧那明胶囊说明书,该药禁用于8岁以下儿童,该患者为7岁儿童,选用复方甲氧那明胶囊不适宜。本处方属于遴选药品不适宜。

【干预建议】建议停用复方甲氧那明胶囊或改为单方制剂氨茶碱片。

第四节 小　结

治疗哮喘的药物包括缓解急性发作症状的缓解性药物和维持临床控制的

控制性药物,在控制性药物中,吸入性糖皮质激素是目前哮喘长期治疗的首选药物。对于哮喘慢性持续期的治疗应在评估和监测患者哮喘控制水平的基础上,定期根据长期治疗分级方案作出调整,以维持患者的控制水平,出现哮喘急性加重时给予短效支气管扩张药、全身糖皮质激素治疗。当哮喘症状得到控制并维持至少 3 个月,且肺功能恢复并维持平稳状态,可考虑降级治疗。

　　药师审核支气管哮喘相关药物处方时,需注意各类药物的使用禁忌证,如 β_2 受体激动剂、茶碱类药物、糖皮质激素与其他药物的相互作用。此外,还需留意哮喘治疗药物的矛盾,如哮喘合并冠心病患者,控制哮喘的 β_2 受体激动剂和治疗冠心病的 β 受体拮抗剂就有可能存在拮抗作用,因此在选择 β 受体拮抗剂时应选对 β_2 受体影响较小的药物。

（何素珍）

参考文献

［1］苏楠,林江涛,刘国梁,等.我国 8 省市支气管哮喘患者控制水平的流行病学调查.中华内科杂志,2014, 53 (8): 601-606.

［2］葛均波,徐永健,王辰.内科学.9 版.北京:人民卫生出版社,2018.

［3］Global Initiative for Asthma. Global Strategy for Asthma Management and Prevention, 2022.[2022-5-13]. https://ginasthma. org/reports/.

［4］HUANG K, YANG T, XU J, et al. Prevalence, risk factors, and management of asthma in China: a nationalcross-sectional study. Lancet, 2019, 394 (10196): 407-418.

［5］PRICE D, FLETCHER M, VAN DER MOLEN T. Asthma control and management in 8 000 European patients: the REcognise Asthma and LInk to Symptoms and Experience (REALISE) survey. NPJ Prim Care Respir Med, 2014, 24: 14009.

［6］SU N, LIN J, CHEN P, et al. Evaluation of asthma control and patient's perception of asthma: findings and analysis of a nationwide questionnaire-based survey in China. J Asthma, 2013, 50 (8): 861-870.

［7］林江涛,王文巧,周新,等.我国 30 个省市城区门诊支气管哮喘患者控制水平的调查结果.中华结核和呼吸杂志,2017, 40 (7): 494-498.

［8］中华医学会,中华医学会杂志社,中华医学会全科医学分会,等.支气管哮喘基层诊疗指南 (2018 年).中华全科医师杂志,2018, 17 (10): 751-762.

［9］中华医学会呼吸病学分会哮喘学组.支气管哮喘防治指南 (2020 年版).中华结核和呼吸杂志,2020, 43 (12): 1023-1048.

第五章

支气管扩张症处方审核案例详解

第一节　支气管扩张症概述

一、支气管扩张症的定义

支气管扩张症是由各种病因引起的反复发生的化脓性感染，导致中小支气管反复损伤和/或阻塞，致使支气管壁结构破坏，引起支气管异常和持久性扩张，临床表现为慢性咳嗽、大量咳痰和/或间断咯血、伴或不伴气促和呼吸衰竭等轻重不等的症状。

二、支气管扩张症的流行病学

近年来国际上报道的支气管扩张症发病率和患病率有所升高。据统计，截至2013年英国人群的支气管扩张症发病率增长到31.1/10万，患病率增长到525.8/10万；西班牙人群2012年支气管扩张症发病率约为48.1/10万；美国2013年成人支气管扩张症患病率约为139/10万。目前我国尚无大规模支气管扩张症流行病学调查数据，2013年发表的一项在北京市、上海市、广东省、辽宁省、天津市、重庆市和陕西省7个省市城区40岁以上居民的电话调查研究结果显示，1.2%（135/10 811）的居民曾被诊断为支气管扩张症，其中男性为1.5%（65/4 382），女性为1.1%（70/6 429），支气管扩张症的患病率随着年龄增长而增加。

支气管扩张症也经常合并有其他肺部疾病。2016—2018年相关文献报道，0.8%~67%的哮喘患者同时合并支气管扩张症，而支气管扩张症-慢性阻塞性肺疾病重叠综合征的患病率为4%~72%。

三、支气管扩张症的病因及发病机制

支气管扩张症是由多种疾病(原疾病)引起的一种病理性改变。各种病因引起的支气管扩张症的发生率文献报道不一,且不同人种不同。多数儿童和成人的支气管扩张症继发于肺炎或其他呼吸道感染(如结核)。免疫缺陷在儿童支气管扩张症患者中常见,成人少见。其他原因还包括异物和误吸、大气道先天性异常、纤毛功能异常、结缔组织疾病、炎症性肠病和 α_1 胰蛋白酶抑制剂缺乏等。

支气管扩张症分为先天性和继发性两种。先天性支气管扩张症比较少见,由先天性发育缺陷及遗传因素等引起。继发性支气管扩张症发病机制的关键环节包括支气管感染和支气管阻塞,这两者相互影响,形成恶性循环。

四、支气管扩张症的诊断

根据反复咳脓痰、咯血病史和既往有诱发支气管扩张的呼吸道感染病史,胸部高分辨 CT 显示支气管扩张的异常影像学改变,即可诊断为支气管扩张。纤维支气管镜检查或局部支气管造影,可明确出血、扩张或阻塞的部位。

第二节　支气管扩张症治疗管理

支气管扩张症的治疗目标是确定并治疗潜在病因以阻止疾病进展,维持或改善肺功能,减少日间症状和急性加重次数,改善患者的生活质量。支气管扩张症治疗包括物理治疗和药物治疗。

一、物理治疗

物理治疗可促进呼吸道分泌物的排出,提高通气的有效性,维持或改善运动耐力,缓解气短、胸痛症状。物理治疗包括排痰(体位引流、震动拍击、主动呼吸训练、辅助排痰技术等)和吸气肌训练。

二、药物治疗

(一) 抗菌药物治疗

支气管扩张症患者若出现咳嗽、痰量增加和 / 或喘息、气急、咯血及发热等全身症状时需考虑使用抗生素。支气管扩张症的急性加重一般由定植菌群引起,最常分离出的细菌为流感嗜血杆菌和铜绿假单胞菌。其他革兰氏阳性菌如肺炎球菌和金黄色葡萄球菌也可定植患者的下呼吸道。支气管扩张症急性加重期患者送痰培养后即应开始经验性抗感染,根据有无铜绿假单胞菌感

染的危险因素及既往细菌培养结果选择抗菌药物。对有铜绿假单胞菌感染高危因素的患者,应经验性选择有抗铜绿假单胞菌活性的抗菌药物,无铜绿假单胞菌感染高危因素的患者应经验性使用对流感嗜血杆菌有活性的抗菌药物,然后再根据痰培养结果和治疗反应调整抗感染方案。支气管扩张症急性加重期抗感染的最佳疗程尚未确定,建议疗程均应为 14 日左右。

对于每年经历 3 次或更多次急性加重的支气管扩张症稳定期患者,可考虑使用抗生素预防急性加重,如吸入黏菌素、吸入庆大霉素、口服阿奇霉素或红霉素。

(二) 咯血的治疗

大咯血需要紧急处理,经内科治疗无效,可考虑介入栓塞治疗或外科手术治疗。药物治疗方面包括垂体后叶素、止血药(如氨基己酸、氨甲苯酸、酚磺乙胺、血凝酶)和其他药物(如肾上腺色腙、酚妥拉明、普鲁卡因),其中垂体后叶素为治疗大咯血的首选药物,但忌用于支气管扩张症伴有冠状动脉粥样硬化性心脏病、高血压、肺源性心脏病、心力衰竭以及孕妇。

(三) 其他药物治疗

1. 祛痰药   气道黏液高分泌及黏液清除障碍导致黏液潴留是支气管扩张症的特征性改变。吸入高渗药物如高张盐溶液可增强理疗效果,祛痰药如溴己新也有助于清除气道分泌物。

2. 支气管扩张药   由于支气管扩张症患者常合并气流阻塞及气道高反应性,因此经常使用支气管扩张药,但目前尚无确切依据。在患有支气管扩张的 COPD 和哮喘患者中使用支气管扩张药则遵循 COPD 或哮喘的指南建议。合并气流阻塞的患者应进行支气管舒张试验评价气道对 β_2 受体激动剂或抗胆碱药的反应性,以指导治疗。不常规应用甲基黄嘌呤类药物。

3. 糖皮质激素   对于没有其他适应证[如变应性支气管肺曲霉病(ABPA)、哮喘、COPD 和炎症性肠病]的支气管扩张患者,不要常规给予吸入性糖皮质激素,也不要长期口服糖皮质激素。

第三节   常见处方审核案例详解

案例 1
【处方描述】

性别:女   年龄:45 岁
临床诊断:支气管扩张症急性发作。

处方内容：

肾上腺色腙片	10mg	t.i.d.	p.o.
盐酸溴己新片	8mg	t.i.d.	p.o.
头孢呋辛酯片	500mg	b.i.d.	p.o.

【处方问题】用法、用量不适宜。

【机制分析】根据肾上腺色腙片说明书，该药推荐用法用量为每次2.5~5mg，每日3次，但该处方用法用量为每次10mg，每日3次，用量过大，故肾上腺色腙片的用量不适宜。本处方属于用法、用量不适宜。

【干预建议】建议将肾上腺色腙片用法用量改为"2.5~5mg，t.i.d."。

案例2
【处方描述】

性别：男　年龄：50岁

临床诊断：支气管扩张症急性发作。

处方内容：

盐酸溴己新片	8mg	t.i.d.	p.o.
阿莫西林克拉维酸钾（7∶1）分散片	2片	q.8h.	p.o.
盐酸氨溴索分散片	30mg	t.i.d.	p.o.

【处方问题】联合用药不适宜。

【机制分析】氨溴索为溴己新在体内的活性代谢产物，该处方开具盐酸溴己新片和盐酸氨溴索分散片为重复用药。本处方属于联合用药不适宜。

【干预建议】建议选择盐酸溴己新片和盐酸氨溴索分散片其中一种。

案例3
【处方描述】

性别：男　年龄：65岁

临床诊断：支气管扩张症急性发作；重症肌无力。

处方内容

盐酸溴己新片	8mg	t.i.d.	p.o.
左氧氟沙星片	500mg	q.d.	p.o.

【处方问题】遴选药品不适宜。

【机制分析】喹诺酮类可能加剧重症肌无力患者的肌无力症状,具有重症肌无力病史的患者应避免使用。该患者患有重症肌无力,选择左氧氟沙星不适宜。本处方属于遴选药品不适宜。

【干预建议】建议将左氧氟沙星片改为其他抗菌药物,如阿莫西林克拉维酸钾。

案例 4
【处方描述】

性别:女　年龄:60 岁

临床诊断:支气管扩张症急性发作;冠状动脉粥样硬化性心脏病;高血压。

处方内容:

垂体后叶注射液	10 单位	q.d.	i.v.gtt.
0.9% 氯化钠注射液	500ml		
盐酸溴己新片	8mg	t.i.d.	p.o.
注射用头孢哌酮钠舒巴坦钠	3g	q.12h.	i.v.gtt.
0.9% 氯化钠注射液	100ml		

【处方问题】遴选药品不适宜。

【机制分析】支气管扩张症伴有冠状动脉粥样硬化性心脏病、高血压、肺源性心脏病、心力衰竭以及孕妇忌用垂体后叶注射液。该患者患有冠状动脉粥样硬化性心脏病和高血压,选用垂体后叶注射液治疗支气管扩张症不适宜。本处方属于遴选药品不适宜。

【干预建议】建议将垂体后叶注射液更换为止血药(如氨基己酸、氨甲苯酸等)或酚妥拉明。

案例 5
【处方描述】

性别:女　年龄:70 岁

临床诊断:支气管扩张症急性发作。

处方内容:

盐酸氨溴索分散片	30mg	t.i.d.	p.o.
左氧氟沙星片	500mg	q.d.	p.o.
氢溴酸右美沙芬片	15mg	t.i.d.	p.o.

【处方问题】联合用药不适宜。

【机制分析】支气管扩张症的临床表现为慢性咳嗽、大量咳痰和/或间断咯血等。氢溴酸右美沙芬片为中枢性镇咳药,通过抑制延髓咳嗽中枢产生镇咳作用。若右美沙芬与氨溴索合用,可能会因咳嗽中枢受抑制出现稀化的痰液阻塞气道的危险,因此两者应避免合用。本处方属于联合用药不适宜。

【干预建议】建议停用氢溴酸右美沙芬片。

案例6
【处方描述】

性别:男　年龄:40 岁
临床诊断:社区获得性肺炎;支气管扩张症。
处方内容:

| 复方甲氧那明胶囊 | 2 粒 | t.i.d. | p.o. |
| 左氧氟沙星片 | 0.5g | q.d. | p.o. |

【处方问题】联合用药不适宜。

【机制分析】复方甲氧那明胶囊为复方制剂,其中含 25mg 氨茶碱,氨茶碱为茶碱与乙二胺复盐,其药理作用主要来自茶碱,乙二胺使其水溶性增强。而喹诺酮类药物(如左氧氟沙星)可抑制细胞色素 P450 酶介导的茶碱的代谢,导致茶碱血药浓度升高,药效和毒性增加。故该患者联合使用复方甲氧那明胶囊与左氧氟沙星片存在相互作用。本处方属于联合用药不适宜。

【干预建议】建议将复方甲氧那明胶囊换成其他镇咳药,如苏黄止咳胶囊,或结合患者情况将左氧氟沙星片换成青霉素类/酶抑制剂复合物或第二、三代头孢菌素类(口服)。

案例7
【处方描述】

性别:男　年龄:50 岁
临床诊断:支气管扩张症;高脂血症。
处方内容:

| 红霉素肠溶片 | 500mg | b.i.d. | p.o. |
| 阿托伐他汀钙片 | 10mg | q.d. | p.o. |

【处方问题】联合用药不适宜。

【机制分析】红霉素为 CYP3A4 的强抑制剂,而阿托伐他汀主要由 CYP3A4 代谢,两者合用可能降低阿托伐他汀的代谢,使相应毒性反应增加。故该患者联合使用红霉素肠溶片和阿托伐他汀钙片存在相互作用。本处方属于联合用药不适宜。

【干预建议】建议将红霉素肠溶片更换为相互作用较小的阿奇霉素片。

案例 8
【处方描述】

性别:女 年龄:32 岁
临床诊断:支气管扩张症急性发作;孕 18 周。
处方内容:
盐酸莫西沙星片 0.4g q.d. p.o.

【处方问题】遴选药品不适宜。

【机制分析】莫西沙星的动物研究显示该药有生殖毒性,但对人的潜在危险性尚不明确。人类在怀孕期间使用莫西沙星的安全性尚未被证实,儿童服用喹诺酮类药物可引起可逆性关节损伤。因此孕妇选用莫西沙星不适宜。本处方属于遴选药品不适宜。

【干预建议】建议将盐酸莫西沙星片更换为阿莫西林克拉维酸钾或第二、三代头孢菌素类(妊娠安全性分级大部分为 B 级)。

案例 9
【处方描述】

性别:男 年龄:76 岁
临床诊断:支气管扩张症急性发作;慢性肾功能不全。
处方内容:
盐酸左氧氟沙星注射液 0.2g ⎫
0.9% 氯化钠注射液 100ml ⎬ b.i.d. i.v.gtt.
乙酰半胱氨酸颗粒 0.2g t.i.d. p.o.

【处方问题】用法、用量不适宜。

【机制分析】左氧氟沙星为浓度依赖型抗菌药物,应每日 1 次足量给药,常规剂量为 0.5g,而肾功能不全患者应调整剂量,该患者 76 岁高龄,且合并有慢性肾功能不全,左氧氟沙星剂量和频次不适宜。本处方属于用法、用量不适宜。

【干预建议】建议将左氧氟沙星用法、用量调整为 0.25g q.d. i.v.gtt.。

案例 10
【处方描述】

性别:男　年龄:68 岁

临床诊断:肺曲霉病;支气管扩张症;高脂血症。

处方内容:

伏立康唑片	200mg	b.i.d.	p.o.
乙酰半胱氨酸片	0.6g	b.i.d.	p.o.
辛伐他汀片	40mg	q.n.	p.o.

【处方问题】联合用药不适宜。

【机制分析】伏立康唑为 CYP3A4 的强效抑制剂,而辛伐他汀主要经 CYP3A4 代谢,两者合用时伏立康唑可抑制辛伐他汀的代谢,从而使辛伐他汀的血药浓度升高,可能出现肌病、横纹肌溶解等不良反应,应禁止合用。本处方属于联合用药不适宜。

【干预建议】建议将辛伐他汀改为不经 CYP 代谢的普伐他汀或主要经葡聚糖醛酸化代谢的匹伐他汀。

第四节　小　结

抗菌药物是治疗支气管扩张症急性发作的重要药物,需根据患者有无铜绿假单胞菌感染的危险因素来选择品种,同时需留意抗菌药物与某些药物存在相互作用,如喹诺酮类与茶碱,头孢类药物与含乙醇的中成药等。

支气管扩张症通常以慢性咳嗽、咯大量脓痰为主要临床表现,因此祛痰药也是支气管扩张症患者经常使用的药物,医师和药师需要注意使用祛痰药时应避免同时服用中枢性镇咳药,以防因咳嗽中枢受抑制出现稀化的痰液阻塞气道的危险,同时也需要注意避免重复用药,如氨溴索和溴己新。

(何素珍)

参考文献

［1］葛均波，徐永健，王辰. 内科学. 9 版. 北京：人民卫生出版社，2018.

［2］QUINT J K, MILLETT E R, JOSHI M, et al. Changes in the incidence, prevalence and mortality of bronchiectasis in the UK from 2004 to 2013: a population-based cohort study. Eur Respir J, 2016, 47 (1): 186-193.

［3］MONTEAGUDO M, RODRÍGUEZ-BLANCO T, BARRECHEGUREN M, et al. Prevalence and incidence of bronchiectasis in Catalonia, Spain: A population-based study. Respir Med, 2016, 121: 26-31.

［4］WEYCKER D, HANSEN G L, SEIFER F D. Prevalence and incidence of noncystic fibrosis bronchiectasis among US adults in 2013. Chron Respir Dis, 2017, 14 (4): 377-384.

［5］周玉民，王辰，姚婉贞，等. 我国 7 省市城区 40 岁及以上居民支气管扩张症的患病情况及危险因素调查. 中华内科杂志，2013, 52 (5): 379-382.

［6］赵文驱，黄敏於，李博厚，等. 哮喘合并支气管扩张症流行病学及诊治现状分析. 实用医学杂志，2019, 35 (22): 3427-3430.

［7］吴玲，梁宗安. 支气管扩张症 - 慢性阻塞性肺疾病重叠综合征的流行病学、发病机制与诊治研究进展. 国际呼吸杂志，2018, 38 (23): 1792-1795.

［8］成人支气管扩张症诊治专家共识编写组. 成人支气管扩张症诊治专家共识. 中华结核和呼吸杂志，2012, 35 (7): 485-492.

［9］支气管扩张症专家共识撰写协作组，中华医学会呼吸病学分会感染学组. 中国成人支气管扩张症诊断与治疗专家共识. 2021, 44 (4): 311-321.

［10］HILL A H, SULLIVAN A L, CHALMERS J D, et al. British Thoracic Society Guideline for bronchiectasis in adults. Thorax, 2019, 74 (Suppl 1): 1-69.

第六章
肺炎处方审核案例详解

第一节 肺 炎 概 述

一、肺炎的定义

肺炎（pneumonia）指终末气道、肺泡和肺间质的炎症，可由病原微生物、理化因素、免疫损伤、过敏及药物所致。细菌性肺炎是最常见的肺炎，也是最常见的感染性疾病之一。在抗生素应用以前，细菌性肺炎对儿童及老年人的健康威胁极大，抗生素的出现及发展曾一度使肺炎病死率明显下降。但近年来，尽管应用强力的抗生素和有效的疫苗，肺炎的病死率没有降低，甚至有所上升。肺炎有多种分类方法，可以按解剖、病因或患病环境加以分类。较常用的是按患病环境分类，分为社区获得性肺炎（community-acquired pneumonia，CAP）和医院获得性肺炎（hospital-acquired pneumonia，HAP），其中医院获得性肺炎还包含呼吸机相关性肺炎（ventilator-associated pneumonia，VAP）。

二、肺炎的流行病学

在社区获得性肺炎方面。2009 年研究显示，欧洲及北美国家成人社区获得性肺炎的年发病率为 5~11/1 000，随着年龄增加而逐渐升高。2015 年研究显示，美国成人住院 CAP 的年发病率为 2.5/1 000，其中 65 岁以上患者发病率更高。我国目前仅有 CAP 年龄构成比的研究，尚无成人 CAP 的发病率数据，2013 年一项国内研究结果显示，16 585 例住院的 CAP 患者中 ≤ 5 岁（37.3%）及 > 65 岁（28.7%）人群的构成比远高于 26~45 岁青壮年（9.2%）。

在医院获得性肺炎方面。2007 年和 2012 年两项我国大规模的医院感染横断面调查结果显示，住院患者中医院获得性感染的发生率为 3.22%~5.22%，其中医院获得性下呼吸道感染为 1.76%~1.94%。2014 年美国的住院患者中医院获得性感染的发生率为 4.0%，其中肺炎占医院获得性感染的 21.8%。国内外研究结果均显示,包括 HAP/VAP 在内的下呼吸道感染居医院获得性感染构成比之首,且其不仅可延长平均住院时间,大幅增加住院医疗费用,还导致患者死亡率升高,由其引起的相关病死率高达 15.55%~38.2%。

肺炎高发病率和高病死率的原因与社会人口老龄化、吸烟、伴有基础疾病和免疫功能低下有关,如慢性阻塞性肺疾病、心力衰竭、肿瘤、糖尿病、尿毒症、神经系统疾病、药物依赖、嗜酒、艾滋病、久病体衰、大型手术、应用免疫抑制剂和器官移植等。此外,亦与病原体变迁、新病原体出现、医院获得性肺炎发病率升高、病原学诊断困难、不合理使用抗生素导致细菌耐药性增加,尤其是 MDR 病原体增加等有关。

三、肺炎的病因及发病机制

正常的呼吸道免疫防御机制(支气管内黏液 - 纤毛运载系统、肺泡巨噬细胞等细胞防御的完整性等)可使气管隆凸以下的呼吸道保持无菌。是否发生肺炎取决于两个因素:病原体和宿主因素。如果病原体数量多、毒力强和 / 或宿主呼吸道局部和全身免疫防御系统损害,即可发生肺炎。

病原体可通过下列途径引起社区获得性肺炎:①空气吸入;②血行播散;③邻近感染部位蔓延;④上呼吸道定植菌的误吸。医院获得性肺炎还可通过误吸胃肠道的定植菌(胃食管反流)和通过人工气道吸入环境中的致病菌引起。

病原体直接抵达下呼吸道后,滋生繁殖,引起肺泡毛细血管充血、水肿,肺泡内纤维蛋白渗出及细胞浸润。除了金黄色葡萄球菌、铜绿假单胞菌和肺炎克雷伯菌等可引起肺组织的坏死性病变易形成空洞外,肺炎治愈后多不遗留瘢痕,肺的结构与功能均可恢复。

四、肺炎的分类

肺炎可以按解剖、病因或患病环境加以分类。

(一) 解剖分类

1. 大叶性(肺泡性)肺炎　病原体先在肺泡引起炎症,经肺泡间孔向其他肺泡扩散,致使部分肺段或整个肺段、肺叶发生炎症。典型者表现为肺实质炎症,通常并不累及支气管。致病菌多为肺炎球菌。X 线影像显示肺叶或肺段的实变阴影。

2. 小叶性(支气管性)肺炎　病原体经支气管入侵,引起细支气管、终末细支气管及肺泡的炎症,常继发于其他疾病,如支气管炎、支气管扩张、上呼吸道病毒感染以及长期卧床的危重患者。其病原体有肺炎球菌、葡萄球菌、病毒、肺炎支原体以及军团菌等。X 线影像显示为沿着肺纹理分布的不规则斑片状阴影,边缘密度浅而模糊,无实变征象,肺下叶常受累。

3. 间质性肺炎　以肺间质为主的炎症,累及支气管壁和支气管周围组织,有肺泡壁增生及间质水肿,因病变仅在肺间质,故呼吸道症状较轻,病变广泛则呼吸困难明显。可由细菌、支原体、衣原体、病毒或肺孢子菌等引起。X线影像表现为一侧或双侧肺下部不规则阴影,可呈磨玻璃状、网格状,其间可有小片肺不张阴影。

（二）病因分类

1. 细菌性肺炎　如肺炎球菌、金黄色葡萄球菌、甲型溶血性链球菌、肺炎克雷伯菌、流感嗜血杆菌、铜绿假单胞菌肺炎和鲍曼不动杆菌等。

2. 非典型病原体所致肺炎　如军团菌、支原体和衣原体等。

3. 病毒性肺炎　如冠状病毒、腺病毒、呼吸道合胞病毒、流感病毒、麻疹病毒、巨细胞病毒、单纯疱疹病毒等。

4. 肺真菌病　如念珠菌、曲霉、隐球菌、肺孢子菌、毛霉等。

5. 其他病原体所致肺炎　如立克次体(如 Q 热立克次体)、弓形体(如鼠弓形体)、寄生虫(如肺包虫、肺吸虫、肺血吸虫)等。

6. 理化因素所致的肺炎　如放射性损伤引起的放射性肺炎,胃酸吸入引起的化学性肺炎,对吸入或内源性脂类物质产生炎症反应的类脂性肺炎等。

（三）患病环境分类

由于细菌学检查阳性率低,培养结果滞后,病因分类在临床上应用较为困难,目前多按肺炎的获得环境分成两类,主要基于病原体流行病学调查的资料,有利于指导经验性治疗。

1. 社区获得性肺炎是指在医院外罹患的感染性肺实质炎症,包括具有明确潜伏期的病原体感染而在入院后平均潜伏期内发病的肺炎。

2. 医院获得性肺炎亦称医院内肺炎(nosocomial pneumonia),是指患者入院时不存在,也不处于潜伏期,而于入院 48 小时后在医院(包括老年护理院、康复院等)内发生的肺炎。HAP 还包括呼吸机相关性肺炎。

第二节　肺炎治疗管理

一、药物治疗目标

肺炎的药物治疗可以分为对因治疗和对症治疗。

（一）对因治疗

当患者确诊肺炎时,首先应根据病原菌进行抗菌药物治疗,越早治疗预后越好。病情稳定后可由静脉使用抗菌药物转为口服治疗,抗菌药物疗程一般为 7~10 日或更长。

(二) 对症治疗

针对肺炎患者出现的症状,如发热、咳嗽、咳痰、气促等,给予相应的药物治疗,以达到解除或缓解患者症状的目的。

二、常见治疗药物及方案

抗感染治疗是肺炎治疗的重要环节,抗菌药物是治疗肺炎的重要药物。肺炎的抗感染治疗可分为经验治疗和目标治疗。经验治疗指在无病原学检查结果或结果尚未出来前,根据本地区和本单位流行病学资料、患者年龄、基础疾病、临床特点、实验室及影像学检查、疾病严重程度、肝肾功能、既往用药和药物敏感性情况分析最有可能的病原并评估耐药风险,选择恰当的抗感染药物和给药方案。目标治疗指在获得病原学结果后,参考体外药敏试验结果选择抗菌药物进行的治疗。

本章主要介绍以患病环境分类的社区获得性肺炎、医院获得性肺炎和呼吸机相关性肺炎的经验性治疗方案,以及以病因分类的肺真菌病(念珠菌、曲霉)和非典型病原体(肺炎支原体、肺炎衣原体)肺炎目标治疗方案。

(一) 社区获得性肺炎初始经验性治疗药物及方案

1. 门诊治疗(推荐口服给药)

(1)无基础疾病青壮年:常见病原体为肺炎球菌、肺炎支原体、流感嗜血杆菌、肺炎衣原体、流感病毒、腺病毒、卡他莫拉菌。抗感染药物可选择氨基青霉素、青霉素类/酶抑制剂复合物;第一、二代头孢菌素;多西环素或米诺环素;呼吸喹诺酮类;大环内酯类。

(2)有基础疾病或老年人(年龄 ≥ 65 岁):常见病原体为肺炎球菌、流感嗜血杆菌、肺炎克雷伯菌等肠杆菌科细菌、肺炎衣原体、流感病毒、呼吸道合胞病毒、卡他莫拉菌。抗感染药物可选择青霉素类/酶抑剂复合物;第二、三代头孢菌素(口服);呼吸喹诺酮类;青霉素类/酶抑制剂复合物或第二、三代头孢菌素联合多西环素、米诺环素或大环内酯类。

2. 需入院治疗但不必收入 ICU(可选择静脉或口服给药)

(1)无基础疾病青壮年:常见病原体为肺炎球菌、流感嗜血杆菌、卡他莫拉菌、金黄色葡萄球菌、肺炎支原体、肺炎衣原体、流感病毒、腺病毒、其他呼吸道病毒。抗感染药物可选择青霉素、氨基青霉素、青霉素类/酶抑剂复合物;第二、三代头孢菌素,头霉素类,氧头孢烯类;上述药物联合多西环素、米诺环素或大环内酯类;呼吸喹诺酮类;大环内酯类。

(2)有基础疾病或老年人(年龄 ≥ 65 岁):常见病原体为肺炎球菌、流感嗜血杆菌、肺炎克雷伯菌等肠杆菌科细菌、流感病毒、呼吸道合胞病毒、卡他莫拉菌、厌氧菌、军团菌。抗感染药物可选择青霉素类 / 酶抑制剂复合物；第三代头孢菌素或其酶抑制剂复合物、头霉素类、氧头孢烯类、厄他培南等碳青霉烯类；上述药物单用或联合大环内酯类；呼吸喹诺酮类。

3. 需入住 ICU（推荐静脉给药）

（1）无基础疾病青壮年：常见病原体为肺炎球菌、金黄色葡萄球菌、流感病毒、腺病毒、军团菌。抗感染药物可选择青霉素类 / 酶抑制剂复合物、第三代头孢菌素、头霉素类、氧头孢烯类、厄他培南联合大环内酯类；呼吸喹诺酮类。

（2）有基础疾病或老年人（年龄 ≥ 65 岁）：常见病原体为肺炎球菌、军团菌、肺炎克雷伯菌等肠杆菌科细菌、金黄色葡萄球菌、厌氧菌、流感病毒、呼吸道合胞病毒。抗菌药物可选青霉素类 / 酶抑制剂复合物、第三代头孢菌素或其酶抑制剂的复合物、厄他培南等碳青霉烯类联合大环内酯类；青霉素类 / 酶制剂复合物、第三代头孢菌素或其酶抑制剂复合物、厄他培南等碳青霉烯类联合呼吸喹诺酮类。

（3）有铜绿假单胞菌感染危险因素的 CAP，需住院或入住 ICU（推荐静脉给药）。常见病原体为铜绿假单胞菌、肺炎球菌、军团菌、肺炎克雷伯菌等肠杆菌科细菌、金黄色葡萄球菌、厌氧菌、流感病毒、呼吸道合胞病毒。抗菌药物可选具有抗假单胞菌活性的 β- 内酰胺类；有抗假单胞菌活性的喹诺酮类；具有抗假单胞菌活性的 β- 内酰胺类联合有抗假单胞菌活性的喹诺酮类或氨基糖苷类；具有抗假单胞菌活性的 β- 内酰胺类、氨基糖苷类、喹诺酮类三药联合。

（二）医院获得性肺炎初始经验性治疗药物及方案

1. 非危重症患者

（1）多重耐药菌感染低风险：抗菌药物单用治疗。

可选择以下抗菌药物：抗铜绿假单胞菌的青霉素类（哌拉西林等）；β- 内酰胺酶抑制剂合剂（阿莫西林 / 克拉维酸、哌拉西林 / 他唑巴坦、头孢哌酮 / 舒巴坦等）；第三代头孢菌素（头孢噻肟、头孢曲松、头孢他啶等）；第四代头孢菌素（头孢吡肟、头孢噻肟等）；氧头孢烯类（拉氧头孢、氟氧头孢等）、喹诺酮类（环丙沙星、左氧氟沙星、莫西沙星等）。

（2）多重耐药菌感染高风险：抗菌药物单药或联合治疗。

可选以下抗菌药物：①抗铜绿假单胞菌的 β- 内酰胺酶抑制剂合剂（哌拉西林 / 他唑巴坦、头孢哌酮 / 舒巴坦等）；抗铜绿假单胞菌头孢菌素类（头孢他啶、头孢吡肟、头孢噻利等）；抗铜绿假单胞菌碳青霉烯类（亚胺培南、美罗培南、比阿培南等）。②以上药物单药或联合下列中的一种，抗铜绿假单胞菌的喹诺酮类（环丙沙星、左氧氟沙星等）；氨基糖苷类（阿米卡星、异帕米星等）。③有耐甲氧西林金黄色葡萄球菌（MRSA）感染风险时可联合糖肽类（万古霉素、去甲万古霉素、替考拉宁等）；利奈唑胺。

2. 危重症患者 抗菌药物联合治疗。

可选以下抗菌药物：①抗铜绿假单胞菌的β-内酰胺酶抑制剂合剂（哌拉西林/他唑巴坦、头孢哌酮/舒巴坦等）；抗铜绿假单胞菌的碳青霉烯类（亚胺培南、美罗培南、比阿培南等）。②以上药物联合下列中的一种，抗铜绿假单胞菌的喹诺酮类（环丙沙星、左氧氟沙星等）；氨基糖苷类（阿米卡星、异帕米星等）。③有广泛耐药（XDR）阴性菌感染风险时可联合下列药物，多黏菌素（多黏菌素B、多黏菌素E）；替加环素。④有MRSA感染风险时可联合糖肽类（万古霉素、去甲万古霉素、替考拉宁等）；利奈唑胺。

（三）呼吸机相关性肺炎初始经验性治疗药物及方案

1. 多重耐药菌感染低风险 抗菌药物单药或联合治疗。

可选以下抗菌药物：抗铜绿假单胞菌青霉素类（哌拉西林等）；抗铜绿假单胞菌的第三、四代头孢菌素（头孢他啶、头孢吡肟、头孢噻利等）；β-内酰胺酶抑制剂合剂（哌拉西林/他唑巴坦、头孢哌酮/舒巴坦等）；抗铜绿假单胞菌碳青霉烯类（亚胺培南、美罗培南、比阿培南等）；喹诺酮类（环丙沙星、左氧氟沙星等）；氨基糖苷类（阿米卡星、异帕米星等）。

2. 多重耐药菌感染高风险 抗菌药物联合治疗。

可选以下抗菌药物：①抗铜绿假单胞菌β-内酰胺酶抑制剂合剂（哌拉西林/他唑巴坦、头孢哌酮/舒巴坦等）；抗铜绿假单胞菌的第三、四代头孢菌素（头孢他啶、头孢吡肟、头孢噻利等）；氨曲南；抗铜绿假单胞菌碳青霉烯类（亚胺培南、美罗培南、比阿培南等）；抗铜绿假单胞菌喹诺酮类（环丙沙星、左氧氟沙星等）；氨基糖苷类（阿米卡星、异帕米星等）。②有广泛耐药阴性菌感染风险时可联合下列药物：多黏菌素（多黏菌素B、多黏菌素E）；替加环素。③有MRSA感染风险时可联合糖肽类（万古霉素、去甲万古霉素、替考拉宁等）；利奈唑胺。

（四）肺真菌病治疗药物及方案

1. 肺念珠菌病 轻症者根据药敏试验结果可选用氟康唑、伊曲康唑或伏立康唑治疗。重症者推荐棘白菌素类药物（卡泊芬净、米卡芬净）。

2. 肺曲霉病 首选伏立康唑。亦可选用两性霉素B和两性霉素B脂质复合体。还可选用棘白菌素类药物（卡泊芬净、米卡芬净）。

（五）非典型病原体肺炎治疗药物及方案

1. 肺炎支原体肺炎 本病具有自限性，通常可不经治疗自愈。对于病情较重者，早期使用适当抗菌药物可减轻症状及缩短病程。治疗首选大环内酯类（红霉素、罗红霉素和阿奇霉素）。对大环内酯类不敏感者，可选用呼吸喹诺酮类（左氧氟沙星、莫西沙星等）。此外，四环素类（多西环素）也可用。需注意，肺炎支原体无细胞壁，故使用青霉素类和头孢菌素类无效。

2. 肺炎衣原体肺炎 首选红霉素,亦可选用克拉霉素、阿奇霉素或多西环素。呼吸喹诺酮类(左氧氟沙星、莫西沙星等)亦可选。

三、特殊人群治疗注意事项

(一) 新生儿避免使用的抗菌药物
氯霉素、磺胺类、喹诺酮类、四环素类、氨基糖苷类、万古霉素、呋喃类。

(二) 肾功能减退患者抗菌药物选择注意事项(表6-1)

表 6-1 肾功能减退患者抗菌药物选择

肾功能减退时的应用	抗菌药物
按原治疗剂量应用	阿奇霉素、多西环素、米诺环素、克林霉素、氯霉素、头孢哌酮、头孢曲松、莫西沙星、利奈唑胺、替加环素、卡泊芬净、米卡芬净、伏立康唑(口服制剂)、伊曲康唑(口服制剂)
轻、中度肾功能减退时按原治疗剂量,重度肾功能减退时减量应用	红霉素、美洛西林、氨苄西林/舒巴坦、环丙沙星、克拉霉素、哌拉西林、阿莫西林/克拉维酸、甲硝唑、哌拉西林/他唑巴坦、达托霉素、氨苄西林、头孢哌酮/舒巴坦、氟康唑、氟胞嘧啶、阿莫西林
轻、中、重度肾功能减退时均需减量应用	青霉素、羧苄西林、头孢唑林、头孢吡肟、头孢他啶、头孢呋辛、头孢西丁、头孢拉定、拉氧头孢、头孢噻肟、氧氟沙星、左氧氟沙星、亚胺培南、美罗培南、厄他培南
避免应用,确有指征应用时需在治疗药物浓度监测下或按内生肌酐清除率调整给药剂量	氨基糖苷类、万古霉素、替考拉宁、两性霉素B、多黏菌素B、多黏菌素E、伏立康唑(注射剂)、伊曲康唑(注射剂)

(三) 肝功能减退患者抗菌药物选择注意事项(表6-2)

表 6-2 肝功能减退患者抗菌药物选择

肝功能减退时的应用	抗菌药物
按原治疗剂量应用	青霉素、头孢唑林、头孢他啶、庆大霉素、氨基糖苷类、万古霉素、多黏菌素、利奈唑胺、达托霉素、氧氟沙星、左氧氟沙星、米卡芬净
严重肝病时减量慎用	哌拉西林、羧苄西林、头孢噻吩、头孢噻肟、头孢曲松、头孢哌酮、替加环素、甲硝唑、环丙沙星、伊曲康唑、伏立康唑、卡泊芬净
肝病时减量慎用	红霉素、克林霉素、林可霉素
肝病时避免应用	两性霉素B、四环素、氯霉素、红霉素酯化物、四环素

第三节 常见处方审核案例详解

案例 1

【处方描述】

性别：男 年龄：67 岁

临床诊断：社区获得性肺炎；糖尿病；慢性胃炎。

处方内容：

左氧氟沙星片	0.5g	q.d.	p.o.
铝碳酸镁片	1g	t.i.d.	p.o.
二甲双胍片	0.5g	b.i.d.	p.o.

【处方问题】联合用药不适宜。

【机制分析】喹诺酮类药物会与碱金属和过渡态金属阳离子以螯合物形式结合。喹诺酮类药物与含有铝、镁、硫酸铝、金属阳离子的口服抗酸药，或含有铁、锌复合维生素，或与处方中含有二价和三价阳离子如去羟肌苷咀嚼/缓释片或小儿口服颗粒同时使用，可能明显影响其吸收，导致血浆中的喹诺酮类药物浓度远低于预期。故该处方中左氧氟沙星与铝碳酸镁存在相互作用。喹诺酮类抗菌药物和降血糖药合用，可能出现血糖紊乱如高血糖或低血糖，因此需密切监测血糖。该处方中铝碳酸镁与二甲双胍片存在相互作用。本处方属于联合用药不适宜。

【干预建议】患者为门诊患者，67 岁高龄且有基础疾病，根据《中国成人社区获得性肺炎诊断和治疗指南(2016 年版)》，该患者经验性抗感染治疗抗菌药物可选择：第二、三代头孢菌素(口服)；呼吸喹诺酮类；青霉素类/酶抑制剂复合物。根据患者情况，建议抗菌药物更换为第二、三代头孢菌素(口服)。建议患者密切监测血糖变化。

案例 2

【处方描述】

性别：女 年龄：70 岁

临床诊断：社区获得性肺炎；慢性肾功能不全；支气管哮喘。

处方内容：

左氧氟沙星注射液	0.2g	b.i.d.	i.v.gtt.
0.9% 氯化钠注射液	100ml		
氨茶碱片	0.2g	t.i.d.	p.o.

【处方问题】联合用药不适宜；用法、用量不适宜。

【机制分析】左氧氟沙星为浓度依赖型抗菌药物，宜每日 1 次足量给药。常规用量应该为 0.5g q.d.。但考虑患者为 70 岁高龄，且存在慢性肾功能不全，可考虑剂量减半。氨茶碱片与左氧氟沙星注射液联用，可降低茶碱清除率，升高其血药浓度。本处方属于联合用药不适宜，用法、用量不适宜。

【干预建议】左氧氟沙星注射液剂量建议调整为"0.25g q.d."。氨茶碱片剂量建议调整为"0.1g t.i.d."。

案例3
【处方描述】

性别：女　年龄：28 岁
临床诊断：孕 20 周；社区获得性肺炎。
处方内容：
盐酸莫西沙星片　　　　0.4g　　q.d.　　p.o.
乙酰半胱氨酸泡腾片　　0.6g　　q.d.　　p.o.

【处方问题】遴选药品不适宜。

【机制分析】喹诺酮类抗菌药物（如莫西沙星）FDA 妊娠分级为 C 级。动物研究显示盐酸莫西沙星有生殖毒性，但对人的潜在危险性尚不明确。人类在怀孕期间使用盐酸莫西沙星的安全性尚未被证实，儿童服用喹诺酮类药物可引起可逆性关节损伤。因此，盐酸莫西沙星禁用于孕妇。本处方属于遴选药品不适宜。乙酰半胱氨酸 FDA 妊娠分级为 B 级。孕妇和哺乳期妇女只有在非常必要时，在医师指导下才可使用。到目前为止，乙酰半胱氨酸造成抗生素无效的报告仅涉及相关物质直接混合的体外试验。尽管如此，若需给予其他口服药或抗生素，建议其与乙酰半胱氨酸的给药时间相隔 2 小时。

【干预建议】抗菌药物建议更换为相对安全的青霉素类或头孢菌素类（妊娠分级大部分为 B 级）。乙酰半胱氨酸泡腾片建议与抗菌药物间隔 2 小时或以上服用。

案例4
【处方描述】

性别:女　年龄:56 岁

临床诊断:肺曲霉病;胃食管反流;高血压。

处方内容:

伏立康唑片	200mg	b.i.d.	p.o.
硝苯地平控释片	30mg	q.d.	p.o.
西沙必利片	10mg	b.i.d.	p.o.

【处方问题】联合用药不适宜。

【机制分析】伏立康唑经过肝药酶代谢,禁止与 CYP3A4 底物联合使用,包括特非那定、阿司咪唑、西沙必利、匹莫齐特和奎尼丁等。因为本品可使上述药物的血药浓度升高,导致 Q-T 间期延长,并且偶见尖端扭转型室性心动过速。本处方属于联合用药不适宜。

【干预建议】西沙必利片更换为其他胃肠促动药如甲氧氯普胺片。

案例5
【处方描述】

性别:男　年龄:55 岁

临床诊断:社区获得性肺炎(支原体肺炎);心律失常;乙型病毒性肝炎。

处方内容:

阿奇霉素片	0.5g	q.d.	p.o.
盐酸索他洛尔片	80mg	b.i.d.	p.o.
恩替卡韦片	0.5mg	q.d.	p.o.

【处方问题】联合用药不适宜。

【机制分析】处于心律失常状态的患者,如未纠正的低钾血症或低镁血症,有临床意义的心动过缓,以及正在接受Ⅰa型(奎尼丁、普鲁卡因胺)和Ⅲ型(多非利特、胺碘酮、索他洛尔)抗心律失常药的患者,使用阿奇霉素有可能导致 Q-T 间期延长。阿奇霉素上市后应用的经验中报道过与肝功能不全相关的不良反应。患者为乙型肝炎,需警惕阿奇霉素相关不良反应。本处方属于联合用药不适宜。

【干预建议】索他洛尔更换为其他抗心律失常药,如维拉帕米。建议患者关注肝功能变化。

案例6
【处方描述】

性别：女　年龄：32 岁

临床诊断：社区获得性肺炎；哺乳期。

处方内容：

盐酸氨溴索注射液	15mg		
0.9% 氯化钠注射液	100ml	b.i.d.	i.v.gtt.
注射用头孢曲松	1g		
0.9% 氯化钠注射液	100ml	b.i.d.	i.v.gtt.

【处方问题】联合用药不适宜；用法、用量不适宜。

【机制分析】氨溴索应特别注意避免与头孢类抗生素、中药注射剂等配伍应用。头孢曲松虽然为时间依赖性抗菌药物，但因其半衰期长，一般感染用 q.d. 即可。患者处于哺乳期，氨溴索和头孢曲松菌可以分泌至乳汁，哺乳应在用药前或用药数小时后。本处方属于联合用药不适宜，用法、用量不适宜。

【干预建议】建议在两药输注的间隔冲洗输液管。头孢曲松剂量改为"1g q.d."。用药期间建议暂停哺乳。

案例7
【处方描述】

性别：女　年龄：58 岁

临床诊断：社区获得性肺炎；人工瓣膜置换术后。

处方内容：

华法林钠片	3mg	q.d.	p.o.
注射用头孢曲松	1g		
0.9% 氯化钠注射液	100ml	q.d.	i.v.gtt.

【处方问题】联合用药不适宜。

【机制分析】红霉素及一些头孢类直接降低维生素 K 依赖凝血因子的合成，会增强华法林钠作用。若患者没有进食足够含维生素 K 的食物，需依赖由肠道细菌产生的维生素 K_2，在这些患者中，很多抗菌药物会降低维生素 K_2 合成，使华法林钠作用增加。本处方属于联合用药不适宜。

【干预建议】提醒患者密切监护 INR 值变化。建议患者在相对固定饮食的基础上,适量从食物中补充维生素 K_2。

案例 8
【处方描述】

性别:男　年龄:59 岁
临床诊断:社区获得性肺炎;人工瓣膜置换术后;2 型糖尿病。
处方内容:

乳酸左氧氟沙星葡萄糖注射液	0.5g	q.d.	i.v.gtt.
华法林钠片	3mg	q.d.	p.o.
格列齐特缓释片	60mg	q.d.	p.o.

【处方问题】联合用药不适宜;遴选药品不适宜。

【机制分析】有报告称喹诺酮类药物有增强华法林或其衍生物对患者的抗凝效果。此外,患者所患的传染病及其伴随炎症过程、年龄和一般状态都是抗凝活性增加的危险因素。因此,如果喹诺酮类药物与华法林或其衍生物合并使用,必须严密监控患者的凝血酶原时间、国际标准化比值(INR)或其他合适的抗凝测试。华法林钠与口服磺酰脲类药物联用,可增加后者抗糖尿病效果。糖尿病患者尽量不选用含葡萄糖溶液。本处方属于联合用药不适宜及遴选药品不适宜。

【干预建议】乳酸左氧氟沙星葡萄糖注射液更换为其他不含葡萄糖成分的抗菌药物注射液。格列齐特缓释片更换为其他降血糖药,如阿卡波糖等。提醒患者密切监测 INR 值。

案例 9
【处方描述】

性别:女　年龄:53
临床诊断:重症肌无力;肺炎;高血压。
处方内容:

溴吡斯的明片	60mg	q.4h.	p.o.
琥珀酸美托洛尔缓释片	47.5mg	q.d.	p.o.
盐酸莫西沙星氯化钠注射液	0.4g	q.d.	i.v.gtt.

【处方问题】遴选药品不适宜。

【机制分析】重症肌无力患者应慎用莫西沙星,因为可加重症状。喹诺酮类药物具有神经肌肉阻滞作用。研究表明其引起肌无力加重反应的可能机制与该类药物提高了血清 AchR 抗体水平,增加了肌肉电活动的衰减,从而加重重症肌无力神经肌肉接头间传递功能的障碍有关。本处方属于遴选药品不适宜。

【干预建议】更换莫西沙星为其他类抗菌药物,如 β-内酰胺类等。

案例 10

【处方描述】

性别:女 年龄:27 岁

临床诊断:支原体肺炎;孕 20 周。

处方内容:

多西环素分散片	0.1g	q.12h.	p.o.
乙酰半胱氨酸颗粒	1 包	t.i.d.	p.o.

【处方问题】遴选药品不适宜。

【机制分析】多西环素可透过胎盘屏障进入胎儿体内,沉积在牙齿和骨的钙质区内,引起胎儿牙齿变色、牙釉质再生不良及抑制胎儿骨骼生长,该类药物在动物实验中有致畸胎作用,因此孕妇不宜应用。本处方属于遴选药品不适宜。

【干预建议】更换多西环素为阿奇霉素。

第四节 小 结

抗菌药物是治疗肺炎的最重要药物。早期及时应用正确的抗菌药物是治疗的关键。对于尚未明确感染病原菌的患者,治疗应根据患者的具体情况,以及当地、医疗机构的细菌流行病学资料,经验性选用能覆盖感染部位常见病菌的抗菌药物抢先治疗。在明确感染病原菌后应根据药敏结果,及时调整抗感染治疗方案并评估治疗效果。

抗菌药物种类繁多,药师在进行处方审核时应注意:①容易与其他药物存在相互作用的抗菌药物,如头孢曲松、头孢哌酮/舒巴坦、喹诺酮类、三唑类抗真菌药物和万古霉素等;②患有肾脏病或肾功能不全者慎用药物,如第一或第二代头孢菌素类、喹诺酮类、糖肽类、碳青霉烯类等;③患有肝病或肝功能不全者慎用药物,如抗真菌药、四环素类、大环内酯类;④儿童和孕妇患者慎用药物,如四环素类、喹诺酮类等。

　　总而言之,在应用抗菌药物治疗肺炎过程中需结合患者实际情况考虑,选择最佳抗菌药物。

(蒙　晓)

参考文献

[1] 葛均波 , 徐永健 , 王辰 . 内科学 . 9 版 . 北京 : 人民卫生出版社 , 2018.

[2] 中华医学会呼吸病学分会 . 中国成人社区获得性肺炎诊断和治疗指南 (2016 年版). 中华结核和呼吸杂志 , 2016, 39 (4): 253-279.

[3] 中华医学会呼吸病学分会感染学组 . 中国成人医院获得性肺炎与呼吸机相关性肺炎诊断和治疗指南 (2018 年版). 中华结核和呼吸杂志 , 2018, 41 (4): 255-280.

[4] 中国成人念珠菌病诊断与治疗专家共识组 . 中国成人念珠菌病诊断与治疗专家共识 . 中华内科杂志 , 2020, 59 (1): 5-17.

[5] ULLMANN A J, AGUADO J M, ARIKAN-AKDAGLI S, et al. Diagnosis and management of Aspergillus diseases: executive summary of the 2017 ESCMID-ECMM-ERS guideline. Clin Microbiol Infect, 2018, 24 Suppl 1: e1-e38.

[6] 陈志敏 , 尚云晓 , 赵顺英 , 等 . 儿童肺炎支原体肺炎诊治专家共识 (2015 年版). 中华实用儿科临床杂志 , 2015, 30 (17): 1304-1308.

[7] 中华人民共和国国家健康委员会 . 儿童社区获得性肺炎诊疗规范 (2019 年版). 中国实用乡村医生杂志 , 2019, 26 (4): 6-13.

[8] 林艾羽 , 梁晖 , 王艳旭 , 等 . 莫西沙星致重症肌无力患者发生肌无力危象一例报告 // 第十一次中国中西医结合神经科学术会议论文汇编 , 2015.

第七章

肺结核处方审核案例详解

第一节　肺结核概述

一、肺结核的定义

肺结核是指发生在肺组织、气管、支气管和胸膜的结核,包含肺实质的结核、气管支气管结核和结核性胸膜炎,占各器官结核病总数的 80%~90%。

二、肺结核的流行病学

2021 年 10 月 14 日,WHO 发布了《2021 年全球结核病报告》。据 WHO 估算,全球结核潜伏感染人群接近 20 亿。2020 年,全球新发结核病患者 987 万,发病率为 127/10 万,估算发病数和发病率持续呈现下降趋势,但较往年有所减缓。2015—2020 年结核病发病率的累计下降了 11%,仅略高于 2020 年终止结核病策略里程碑的一半(20%)。30 个结核病高负担国家占全球所有估算发病病例的 86%,其中 8 个国家占全球总数的 2/3 : 印度(26%)、中国(8.5%)、印度尼西亚(8.4%)、菲律宾(6.0%)、巴基斯坦(5.8%)、尼日利亚(4.6%)、孟加拉国(3.6%)和南非共和国(3.3%)。

三、肺结核的分类及病因

肺结核一般发生在身体比较瘦弱、基础体质比较差的患者中。当这类人群接触患有肺结核的患者,或者是体内本身就有结核分枝杆菌但是没有发病,在过度劳累或者是疲劳后,原先体内感染的结核分枝杆菌就会侵袭身体,在身体抵抗力低下的情况下,就会出现肺结核的症状,比如低热、盗汗、乏力、消瘦,侵袭胸膜还会出现胸腔积液等。

肺结核根据病变部位及胸部影像学表现的不同,分为 5 类。

(一) 原发性肺结核

指初次感染即发病的肺结核。原发性肺结核包括原发综合征及胸内淋巴结结核。多见于儿童,胸部影像学主要表现为肺内原发病灶及胸内淋巴结肿大,或单纯胸内淋巴结肿大。儿童原发性肺结核也可表现为肺空洞、干酪性肺炎以及由支气管淋巴瘘导致的支气管结核。

(二) 血行播散性肺结核

包括急性血行播散性肺结核、亚急性及慢性血行播散性肺结核。急性血行播散性肺结核胸部影像学表现为两肺均匀分布的大小、密度一致的粟粒结节;亚急性或慢性血行播散性肺结核的弥漫病灶多分布于两肺的上中部,大小不一,密度不等,可有融合。儿童急性血行播散性肺结核有时表现为磨玻璃样阴影,婴幼儿粟粒病灶周围渗出明显,边缘模糊,易于融合。

(三) 继发性肺结核

由于初次感染后体内潜伏病灶中的结核分枝杆菌复燃增殖而发病,本型是成人肺结核的最常见类型。继发性肺结核胸部影像表现多样,轻者主要表现为斑片、结节及索条影,或表现为结核瘤或孤立空洞;重者可表现为大叶性浸润、干酪性肺炎、多发空洞形成和支气管播散等;反复迁延进展者可出现肺毁损,毁损肺组织体积缩小,其内多发纤维厚壁空洞、继发性支气管扩张,或伴有多发钙化等,邻近肺门和纵隔结构牵拉移位,胸廓塌陷,胸膜增厚粘连,其他肺组织出现代偿性肺气肿和新旧不一的支气管播散病灶等。

(四) 气管支气管结核

指发生在气管或支气管的黏膜、黏膜下层、平滑肌、软骨及外膜的结核病,是结核病的特殊临床类型。气管支气管结核主要表现为气管或支气管壁不规则增厚,管腔狭窄或阻塞,狭窄支气管远端肺组织可出现继发性不张或实变、支气管扩张及其他部位支气管播散病灶等。

(五) 结核性胸膜炎

包括干性胸膜炎和渗出性胸膜炎。干性胸膜炎为胸膜的早期炎性反应,通常无明显异常的影像学表现;渗出性胸膜炎主要表现为胸腔积液,可为少量或中到大量的游离胸腔积液,也可为局限性或包裹性积液,吸收缓慢者常合并胸膜增厚粘连,也可演变为胸膜结核瘤及脓胸等。

第二节　肺结核治疗管理

一、治疗原则

结核病化学治疗的基本原则是早期、规律、全程、适量、联合。整个治疗方案分强化期和巩固期两个阶段。化学治疗的主要作用为杀菌和灭菌,防止耐药菌产生,减少结核分枝杆菌的传播。

二、常见治疗药物特点

由于临床上患者对抗结核药耐受性不一样,肝肾功能情况不同(尤其是老年患者)和存在耐多药结核(MDR-TB)患者,这时进行治疗也要注意个体化制订化疗方案,以确保化疗顺利完成及提高耐药结核痰菌阴转率。常用抗结核病药如下。

(一)异烟肼

异烟肼(isoniazid,INH,H)是一线抗结核药中单一杀菌力最强的药物,特别是早期杀菌力。INH 对巨噬细胞内外的结核分枝杆菌均有杀菌作用。成人每日口服 5mg/kg,最高 300mg,或每日 15mg/kg,最高 900mg,每周 2~3 次。偶发生药物性肝炎、周围神经炎等不良反应,同服维生素 B_6 可防止和减轻周围神经病。

(二)利福平

利福平(rifampicin,RFP,R)对巨噬细胞内外的结核分枝杆菌均有快速杀菌作用,特别是对偶尔繁殖的 C 菌群有独特杀菌作用。成人剂量为每日 8~10mg/kg,体重在 50kg 及以下者为 450mg,50kg 以上者为 600mg,顿服。儿童剂量为每日 10~20mg/kg。主要不良反应为肝损害和过敏反应。可诱导肝微粒体酶,加速多种药物的代谢,如口服避孕药、环孢素、维拉帕米等。

(三)吡嗪酰胺

吡嗪酰胺(pyrazinamide,PZA,Z)具有独特的杀菌作用,主要是杀灭巨噬细胞内酸性环境中的结核分枝杆菌。成人每日用药为 15~30mg/kg,顿服,或 50~70mg/kg,每周 2~3 次。常见不良反应为高尿酸血症、肝损害、皮疹、食欲减退、关节痛、恶心。

(四)乙胺丁醇

乙胺丁醇(ethambutol,EMB,E)对于结核初治,成人口服剂量为 15mg/kg,每日 1 次顿服;或每次口服 25~30mg/kg,最高 2.5g,每周 3 次;或 50mg/kg,最高 2.5g,每周 2 次。结核复治,25mg/kg,每日 1 次顿服,连续 60 日,继以 15mg/kg,每日 1 次顿服。常见不良反应为球后视神经炎(视力模糊、红绿色盲、视野受限),通常停药后可恢复,需要测定基线的视力和红绿分辨能力,定期评估。

(五)链霉素

链霉素(streptomycin,SM,S)对巨噬细胞外碱性环境中的结核分枝杆菌有杀菌作用。肌内注射，每日剂量为 0.75~1.00g。不良反应主要为耳毒性、前庭功能损害和肾毒性。

三、药物治疗方案

（一）初治活动性肺结核

初治活动性肺结核（含痰涂片阳性和阴性）通常选用 2HRZE/4HR 方案，即强化期使用异烟肼、利福平、吡嗪酰胺、乙胺丁醇，1 次 /d，共 2 个月；巩固期使用异烟肼、利福平，1 次 /d，共 4 个月。若强化期第 2 个月末痰涂片仍阳性，强化方案可延长 1 个月，总疗程 6 个月不变。对粟粒型肺结核或结核性胸膜炎上述疗程可适当延长，强化期为 3 个月，巩固期为 6~9 个月，总疗程为 9~12 个月。在异烟肼高耐药地区，可选择 2HRZE/4HRE 方案。

（二）复治活动性肺结核

复治活动性肺结核（含痰涂片阳性和阴性）常用方案为 2HRZSE/6HRE、3HRZE/6HR、2HRZSE/1HRZE/5HRE。复治结核应进行药敏试验，对上述方案治疗无效的复治肺结核应参考耐多药结核可能，需按耐药或耐多药结核治疗。

（三）耐药结核和耐多药结核

对至少包括异烟肼和利福平在内的 2 种以上药物产生耐药的结核为耐多药结核（multi-drug resistance tuberculosis，MDR-TB）。WHO 根据药物的有效性和安全性将治疗耐药结核的药物分为 A、B、C、D 共 4 组，其中 A、B、C 组为核心二线药物，D 组为非核心的附加药物。

A 组：喹诺酮类药物，包括高剂量左氧氟沙星（≥750mg/d）、莫西沙星及加替沙星。

B 组：二线注射类药物，包括阿米卡星、卷曲霉素、卡那霉素、链霉素。

C 组：其他二线核心药物，包括乙硫异烟胺（或丙硫异烟胺）、环丝氨酸（或特立齐酮）、利奈唑胺和氯法齐明。

D 组：可以添加的药物，但不能作为 MDR-TB 治疗的核心药物，分为 3 个亚类。D1 组包括吡嗪酰胺、乙胺丁醇和高剂量异烟肼；D2 组包括贝达喹啉和德拉马尼；D3 组包括对氨基水杨酸、亚胺培南 / 西司他丁、美罗培南、阿莫西林 / 克拉维酸、氨硫脲。

耐药结核治疗的强化期应包含至少 5 种有效抗结核药，包括吡嗪酰胺及 4 个核心二线抗结核药：A 组 1 个，B 组 1 个，C 组 2 个。如果以上的选择仍不能组成有效方案，可以加入 1 种 D2 组药物，再从 D3 组选择其他有效药物，从而组成含 5 种有效抗结核药的方案。

第三节　常见处方审核案例详解

案例 1

【处方描述】

性别：男　年龄：49 岁

临床诊断：肺结核（初治）。

处方内容：

头孢呋辛酯片	250mg	b.i.d.	p.o.
利福平片	600mg	q.d.	p.o.
异烟肼片	300mg	q.d.	p.o.
吡嗪酰胺片	1 000mg	q.d.	p.o.
乙胺丁醇片	750mg	q.d.	p.o.

【处方问题】适应证不适宜。

【机制分析】患者被诊断为肺结核，由结核分枝杆菌感染引起。头孢呋辛酯为抗细菌感染药物，药品说明书中适应证为治疗由敏感细菌引起的感染性疾病，头孢呋辛酯不能治疗结核分枝杆菌感染。该患者无使用头孢呋辛酯的适应证。本处方属于适应证不适宜。

【干预建议】该患者为肺结核感染患者，不需要联合使用头孢呋辛酯抗细菌感染。

案例 2

【处方描述】

性别：男　年龄：36 岁

临床诊断：肺结核（初治）。

处方内容：

利福平片	600mg	q.d.	p.o.
异烟肼片	300mg	q.d.	p.o.
吡嗪酰胺片	1 000mg	q.d.	p.o.
氯法齐明片	100mg	q.d.	p.o.

【处方问题】适应证不适宜。

【机制分析】氯法齐明是治疗耐药结核和耐多药结核的药物,该患者为肺结核(初治),结合《肺结核基层诊疗指南(2018年)》中的初治活动性肺结核中的药物治疗方案,宜选用初治活动性肺结核的常用药物。本处方属于适应证不适宜。

【干预建议】该患者为肺结核(初治)患者,建议将氯法齐明更换为乙胺丁醇抗结核治疗。

案例3
【处方描述】

性别:男　年龄:13岁
临床诊断:双肺继发性肺结核(复发复治)。
处方内容:

利福平片	450mg	q.d.	p.o.
异烟肼片	300mg	q.d.	p.o.
吡嗪酰胺片	750mg	q.d.	p.o.
乳酸左氧氟沙星片	500mg	q.d.	p.o.

【处方问题】遴选药品不适宜。

【机制分析】左氧氟沙星不宜用于18岁以下的儿童及青少年,因为该药物影响机体钙磷代谢过程,易造成骨骼发育不良后果。本处方属于遴选药品不适宜。

【干预建议】停用左氧氟沙星,结合《肺结核基层诊疗指南(2018年)》中的复治活动性肺结核中的药物治疗方案,宜选用复治活动性肺结核的常用药物,常用方案为2HRZSE/6HRE、3HRZE/6HR、2HRZSE/1HRZE/5HRE(H代表异烟肼,R代表利福平,Z代表吡嗪酰胺,E代表乙胺丁醇,S代表链霉素)。复治结核应进行药敏试验,对上述方案治疗无效的复治肺结核应参考耐多药结核可能,需按耐药或耐多药结核治疗。因此该患者需结合药敏试验结果进行确定抗结核方案。

案例4
【处方描述】

性别:女　年龄:37岁
临床诊断:结核性胸膜炎。

处方内容:

利福平片	600mg	q.d.	p.o.
异烟肼片	600mg	q.d.	p.o.
吡嗪酰胺片	1 000mg	q.d.	p.o.
乙胺丁醇片	750mg	q.d.	p.o.

【处方问题】用法、用量不适宜。

【机制分析】该处方中异烟肼剂量偏高,异烟肼与其他抗结核药合用治疗肺结核时,每日口服 5mg/kg,最高 300mg,剂量过高易引起肝毒性、周围神经炎等不良反应。本处方属于用法、用量不适宜。

【干预建议】建议将异烟肼片剂量改为"300mg q.d."。

案例5
【处方描述】

性别:男　年龄:36 岁

临床诊断:肺结核(初治);药物性皮炎(利福平过敏)。

处方内容:

利福布汀片	150mg	b.i.d.	p.o.
异烟肼片	300mg	q.d.	p.o.
吡嗪酰胺片	1 000mg	q.d.	p.o.
乙胺丁醇片	750mg	q.d.	p.o.

【处方问题】遴选药品不适宜。

【机制分析】利福平和利福布汀都属于利福霉素类半合成广谱抗菌药物,利福布汀片说明书中禁忌证为对利福布汀及其他利福霉素类过敏的患者,该患者对利福平过敏,因此不适宜使用其他利福霉素类药物如利福布汀等。本处方属于遴选药品不适宜。

【干预建议】将利福布汀更换为其他抗结核药(如链霉素等)。

案例6
【处方描述】

性别:男　年龄:42 岁

临床诊断:结核性胸膜炎。

处方内容:

利福平片	600mg	q.d.	p.o.
利福布汀片	150mg	b.i.d.	p.o.
异烟肼片	300mg	q.d.	p.o.
吡嗪酰胺片	1 000mg	q.d.	p.o.
乙胺丁醇片	750mg	q.d.	p.o.

【处方问题】联合用药不适宜。

【机制分析】利福平和利福布汀都属于半合成利福霉素类药物,对巨噬细胞内外的结核分枝杆菌均有快速杀菌作用,特别是对偶尔繁殖的 C 菌群(酸性环境中半休眠状态的结核菌群)有独特杀菌作用,利福平和利福布汀同时使用容易引起肝毒性增加等不良反应。本处方属于联合用药不适宜。

【干预建议】该患者为肺结核(初治)患者,建议处方中减去利福布汀,仅用利福平联合其他抗结核药治疗。

案例7
【处方描述】

性别:女 年龄:26 岁

临床诊断:结核性胸膜炎;孕 10 周。

处方内容:

利福平片	600mg	q.d.	p.o.
乙胺丁醇片	750mg	q.d.	p.o.

【处方问题】遴选药品不适宜。

【机制分析】利福平片说明书中禁忌证包括 3 个月以内孕妇禁用。利福平可透过胎盘,动物实验曾引起畸胎。人类虽尚无致畸报道,但目前无足够资料表明可在妊娠期安全应用。本处方属于遴选药品不适宜。

【干预建议】建议停用利福平片。

案例8
【处方描述】

性别:男 年龄:23 岁

临床诊断:双肺继发性肺结核(复发复治);癫痫。

处方内容：

利福平片	450mg	q.d.	p.o.
异烟肼片	300mg	q.d.	p.o.
吡嗪酰胺片	750mg	q.d.	p.o.
乳酸左氧氟沙星片	500mg	q.d.	p.o.
拉莫三嗪	25mg	q.d.	p.o.

【处方问题】遴选药品不适宜。

【机制分析】异烟肼片说明书提示禁用于精神病患者和癫痫患者,因为异烟肼可引起神经兴奋、惊厥等神经系统反应,可加重精神病或癫痫患者的病情。本处方属于遴选药品不适宜。

【干预建议】停用异烟肼片,结合《肺结核基层诊疗指南(2018年)》中的复治活动性肺结核中的药物治疗方案,宜选用复治活动性肺结核的常用药物(如链霉素或盐酸乙胺丁醇等替换进行治疗),复治结核应进行药敏试验,对上述方案治疗无效的复治肺结核应参考耐多药结核可能,需按耐药或耐多药结核治疗。

案例9
【处方描述】

性别:男　年龄:53岁

临床诊断:结核性胸膜炎;肝衰竭。

处方内容：

利福平片	600mg	q.d.	p.o.
异烟肼片	300mg	q.d.	p.o.
吡嗪酰胺片	1 000mg	q.d.	p.o.
乙胺丁醇片	750mg	q.d.	p.o.
多烯磷脂酰胆碱胶囊	456mg	t.i.d.	p.o.

【处方问题】遴选药品不适宜。

【机制分析】利福平禁忌证包括肝功能严重不全患者,该患者患有肝衰竭,由于利福平可致肝功能不全,在原有肝病患者或本品与其他肝毒性药物同服时有伴发黄疸死亡病例的报道,禁用于肝功能严重不全患者。异烟肼禁忌证包括肝功能不正常者,并且利福平与异烟肼合用时可增加肝毒性的危险性,尤其是已有肝功能损害者。本处方属于遴选药品不适宜。

【干预建议】该患者为结核性胸膜炎、肝衰竭患者,建议处方中减去利福平、异烟肼,改用其他抗结核药(如链霉素等)治疗。在肝功能恢复中(后)应根据患者的肝损伤程度、有无肝损伤相关危险因素和结核病严重程度等进行综合判断,合理添加抗结核药。

案例 10

【处方描述】

性别:男　年龄:49 岁

临床诊断:肺结核(初治)。

处方内容:

利福平片	600mg	q.d.	p.o.
丙硫异烟胺片	250mg	b.i.d.	p.o.
吡嗪酰胺片	1 000mg	q.d.	p.o.
乙胺丁醇片	750mg	q.d.	p.o.

【处方问题】遴选药品不适宜。

【机制分析】患者诊断为肺结核(初治),丙硫异烟胺是治疗耐药结核和耐多药结核的药物,结合《肺结核基层诊疗指南(2018 年)》中的初治活动性肺结核中的药物治疗方案,宜选用初治活动性肺结核的常用药物,通常选用 2HRZE/4HR 方案(H 代表异烟肼,R 代表利福平,Z 代表吡嗪酰胺,E 代表乙胺丁醇,S 代表链霉素),即强化期使用异烟肼、利福平、吡嗪酰胺、乙胺丁醇,1 次/d,共 2 个月;巩固期使用异烟肼、利福平,1 次/d,共 4 个月。本处方属于遴选药品不适宜。

【干预建议】该患者为肺结核感染初治患者,建议将丙硫异烟胺更换为异烟肼。

案例 11

【处方描述】

性别:男　年龄:33 岁

临床诊断:双肺继发性肺结核(复发复治,异烟肼耐药);2 型糖尿病。

处方内容:

利福平片	450mg	q.d.	p.o.
乙胺丁醇片	750mg	q.d.	p.o.

吡嗪酰胺片	750mg	q.d.	p.o.
乳酸左氧氟沙星葡萄糖注射液	1 瓶(0.5g∶5.0g)	q.d.	i.v.gtt.
阿卡波糖片	50mg	t.i.d.	p.o.

【处方问题】剂型与给药途径不适宜。

【机制分析】该患者为双肺继发性肺结核(复发复治,异烟肼耐药),左氧氟沙星口服吸收良好,生物利用度较高,临床应用中根据患者的实际情况选择合适的给药途径,能口服治疗者不建议使用注射给药的方式。并且该患者诊断包括 2 型糖尿病,不宜使用含葡萄糖的乳酸左氧氟沙星葡萄糖注射液,因为容易引起血糖升高。本处方属于剂型与给药途径不适宜。

【干预建议】将乳酸左氧氟沙星葡萄糖注射液更换为左氧氟沙星片。

案例 12
【处方描述】

性别:男 年龄:45 岁

临床诊断:耐药性肺结核(利福平耐药);肾功能不全。

处方内容:

利福平片	450mg	q.d.	p.o.
吡嗪酰胺片	1 000mg	q.d.	p.o.
莫西沙星片	400mg	q.d.	p.o.
注射用阿米卡星	0.6g	q.d.	i.v.gtt.
5% 葡萄糖注射液	250ml		
丙硫异烟胺片	250mg	b.i.d.	p.o.

【处方问题】适应证不适宜;用法、用量不适宜。

【机制分析】该患者为对利福平耐药性肺结核,结合《肺结核基层诊疗指南(2018 年)》,宜选用耐药肺结核的常用药物。WHO 根据药物的有效性和安全性将治疗耐药结核的药物分为 A、B、C、D 共 4 组(详见章节正文),其中 A、B、C 组为核心二线药物,D 组为非核心的附加药物。耐药结核治疗的强化期应包含至少 5 种有效抗结核药物,包括吡嗪酰胺及 4 个核心二线抗结核药物:A 组 1 个,B 组 1 个,C 组 2 个。如果以上的选择仍不能组成有效方案,可以加入 D 组药物。阿米卡星用于治疗结核分枝杆菌的常用剂量为 7.5~10mg/kg q.d.,但由于该患者肾功能不全,参考注射用阿米卡星说明书的用法用量部分:肌酐清除率>50~90ml/min 者每 12 小时给予正常剂量的 60%~90%,肌酐清除率为 10~50ml/min 者每 24~48 小时使用正常剂量的 20%~30%。本处方属于适应证不适宜,用法、用量不适宜。

【干预建议】该患者为利福平耐药性肺结核患者,建议将利福平更换为其他抗结核药(如环丝氨酸等)。患者肾功能不全,建议阿米卡星的用法、用量结合肌酐清除率进行调整。

案例 13
【处方描述】

性别:女　年龄:35 岁

临床诊断:结核性胸膜炎。

处方内容:

利福平胶囊	450mg	t.i.d.	p.o.
异烟肼片	300mg	q.d.	p.o.
吡嗪酰胺片	1 000mg	q.d.	p.o.
乙胺丁醇片	750mg	q.d.	p.o.

【处方问题】用法、用量不适宜。

【机制分析】该处方中利福平剂量偏高,利福平与其他抗结核药合用治疗肺结核时,每日 0.45~0.6g,空腹顿服,每日不超过 1.2g,剂量过高易引起消化道反应、肝毒性等不良反应。本处方属于用法、用量不适宜。

【干预建议】建议将利福平胶囊剂量改为"600mg q.d."。

案例 14
【处方描述】

性别:男　年龄:68 岁

临床诊断:肺结核(初治);重度营养不良(体重 35kg)。

处方内容:

乙胺吡嗪利福异烟片	3 片(0.15g:0.075g:0.4g:0.275g)	q.d.	p.o.
维生素 B_6 片	10mg	b.i.d.	p.o.

【处方问题】用法、用量不适宜。

【机制分析】乙胺吡嗪利福异烟片为复方制剂,说明书用法用量推荐:体重 30~37kg 的患者每日 2 片,体重 38~54kg 的患者每日 3 片,体重 55~70kg 的患者每日 4 片,体重 71kg 以上的患者每日 5 片,餐前 1 小时顿服。该患重度营养不良,体重 35kg,应使用每日 2 片的剂量。本处方属于用法、用量不适宜。

【干预建议】建议结合患者体重,将乙胺吡嗪利福异烟片的用法、用量更换为"2 片 q.d."。

第四节　小　结

肺结核是一种可治愈、可控制的疾病,但我国目前耐药情况比较突出,而抗结核新药的研发和引进又相对滞后,需要加强处方审核与监督管理,规范化与个体化抗结核治疗相结合,以确保治疗顺利完成及提高耐药结核痰菌阴转率。临床常用于治疗肺结核的药物主要包括异烟肼、利福平、吡嗪酰胺、乙胺丁醇、链霉素等。初治活动性肺结核、复治活动性肺结核和耐药肺结核的品种选择、剂量、疗程等有所不同。

药师审核肺结核相关药物处方时,需注意各类药物的适应证、禁忌证、相互作用等;相关治疗药物需要按照体重个体化计算给药剂量,并且多种药物之间易存在相互作用,应用时需警惕。此外对于老年人、儿童、孕妇和肝肾功能不全者等特殊人群,在应用抗结核药治疗过程中需结合患者实际情况考虑,合理选择治疗药物,例如利福平禁忌证包括肝功能严重不全患者,肾功能不全患者需结合肾功能调整阿米卡星剂量。

(孟冬梅)

参考文献

［1］中华医学会,中华医学会杂志社,中华医学会全科医学分会,等. 肺结核基层诊疗指南 (2018 年). 中华全科医师杂志, 2019, 18 (8): 709-717.

［2］中华医学会结核病学分会,《中华结核和呼吸杂志》编辑委员会. 气管支气管结核诊断和治疗指南 (试行). 中华结核和呼吸杂志, 2012, 35 (8): 581-587.

［3］中华人民共和国国家卫生和计划生育委员会. 肺结核诊断标准 (WS 288—2017). 新发传染病电子杂志, 2018, 3 (1): 59-61.

［4］葛均波,徐永健,王辰. 内科学. 9 版. 北京: 人民卫生出版社, 2018.

［5］中国疾病预防控制中心. 基层医生结核病防治手册 (供社区和乡村使用). 北京: 中国协和医科大学出版社, 2010.

［6］中华人民共和国卫生部. 肺结核门诊诊疗规范 (2012 年版). 中国医学前沿杂志, 2013, 5 (3): 73-75.

第八章

肺癌处方审核案例详解

第一节 肺 癌 概 述

一、肺癌的定义

肺癌又称为原发性支气管癌或原发性支气管肺癌,WHO 定义为起源于呼吸上皮细胞(支气管、细支气管和肺泡)的恶性肿瘤,是最常见的肺部原发性恶性肿瘤。

二、肺癌的流行病学

肺癌是我国及世界范围内发病率和死亡率最高的恶性肿瘤之一,在我国,近年来肺癌的发病率和死亡率呈明显上升趋势。世界卫生组织国际癌症研究机构(IARC)发布了 2020 年全球最新癌症负担数据。中国 2020 年癌症新发病例 457 万例,位居前三的肺癌、结直肠癌、胃癌,分别为肺癌 82 万、结直肠癌 56 万、胃癌 48 万。2020 年中国癌症死亡人数 300 万,肺癌死亡人数遥遥领先,高达 71 万,占癌症死亡总数的 23.8%。

三、肺癌的病因及发病机制

肺癌的病因和发病机制至今未完全明确,致病因素主要包括吸烟、职业致癌因子、空气污染、电离辐射、饮食、遗传、肺部疾病史等。

四、肺癌的分类

(一) 按解剖学部位分类

肺癌按照解剖学部位分类可分成中央型肺癌和周围型肺癌。

1. 中央型肺癌　发生在段支气管以上至主支气管的肺癌称为中央型肺癌,约占 3/4,以鳞状细胞癌和小细胞肺癌较多见。

2. 周围型肺癌 发生在段支气管以下的肺癌称为周围型肺癌,约占 1/4,以腺癌较为多见。

（二）按组织病理学分类

按组织病理学分类,可以将肺癌分为两大类,即小细胞肺癌和非小细胞肺癌,后者包括鳞癌、腺癌、大细胞癌,非小细胞肺癌最为常见,约占肺癌总发病率的 80%~85%。

1. 非小细胞肺癌（non-small cell lung cancer,NSCLC）

（1）鳞状细胞癌:简称鳞癌,一般生长较慢,转移晚,手术切除机会较多,5年生存率较高,但对化疗和放疗敏感性不如小细胞肺癌。鳞癌是出现角化和/或细胞间桥或者形态为未分化 NSCLC,免疫组织化学表达鳞状细胞分化标志的上皮性恶性肿瘤。目前国际分类分为角化型、非角化型、基底样鳞状细胞癌3 种浸润癌亚型。

（2）腺癌:主要起源于支气管黏液腺,可发生于细小支气管或中央气道,临床多表现为周围型。原位腺癌指小的局灶性结节（肿瘤直径 ≤3cm）、单纯贴壁生长模式的腺癌。微浸润性腺癌是指小的（肿瘤直径 ≤3cm）孤立性腺癌,以贴壁型成分为主,且浸润成分最大径 ≤5mm;通常为非黏液型,罕见黏液型。无胸膜、支气管、脉管侵犯,无肿瘤性坏死,无呼吸道播散。浸润性腺癌亚型分为贴壁为主型、腺泡型、乳头型、微乳头型和实体型。

（3）大细胞癌:是一种未分化的非小细胞癌,缺乏小细胞癌、腺癌及鳞状细胞癌的细胞形态、组织结构和免疫组织化学特点。诊断需要手术标本经充分取材后作出,非手术切除标本或细胞学标本不能诊断。

2. 小细胞肺癌（small cell lung cancer,SCLC） 小细胞肺癌是一种低分化的神经内分泌肿瘤,包括小细胞癌和复合性小细胞癌,是肺癌中恶性程度最高的一种,对化疗和放疗较敏感。形态特点为肿瘤细胞小（<3 个静止的淋巴细胞）,细胞质稀少,核质比高,细颗粒状染色质,无核仁或细小核仁,细胞核分裂数高。高质量的 HE 染色切片或细胞标本染色良好时可以直接诊断。

五、肺癌的分期

根据临床疾病进展,对肺癌患者病情状况进行分期。

1. 非小细胞肺癌分期 非小细胞肺癌分为 I、II、III、IV 期。

I 期属于早期,指肿瘤位于肺组织中,尚未发生转移。

II 期属于中期,指癌细胞已经转移到了肺门附近的淋巴结。

III 期属于中晚期,指癌细胞已经进一步转移到纵隔或肺外淋巴结。

IV 期属于晚期,指肿瘤出现胸膜转移、胸腔积液或全身多处转移,如肝、脑、骨等。

2. 小细胞肺癌分期　小细胞肺癌划分为局限期和广泛期两个主要阶段。

局限期是指肿瘤局限在单侧肺或可能转移到了附近的淋巴结,尚未转移到对侧肺或肺以外的部位,可接受一个放射野的根治性放疗。

广泛期是指肿瘤已经转移到双侧肺和胸腔,可能已经转移到了肺周围或肺以外的其他部位(如肝、脑、骨等)。

第二节　肺癌治疗管理

一、治疗方式

肺癌的治疗应明确其病理类型、临床分期,对患者整体状态进行全面评估,选择多种方法综合治疗,以减轻患者症状,改善其生存质量,延长生存期。小细胞肺癌较早发生转移,主要依赖化疗或放疗;非小细胞肺癌早期常为局限性病变,多进行外科手术,晚期联合放、化疗。

(一)一般治疗

监测患者的生命体征,如体温、血压、呼吸、脉搏等。呼吸困难的患者应卧床休息,保持呼吸道通畅,给予持续低流量吸氧。评估患者营养状况,改善患者饮食习惯等。

(二)手术治疗

外科手术是肺癌治疗首选和最主要的方法,适用于所有肺癌早期、中期,及少数中晚期非小细胞肺癌患者。早期肺癌手术治疗通常能达到治愈的效果。

(三)药物治疗

目前肺癌的药物治疗主要包括化疗、分子靶向治疗及免疫治疗。化疗分为新辅助化疗、辅助化疗、姑息化疗。化疗应当严格掌握临床适应证,充分考虑患者病期、体力状况、不良反应、生活质量及患者意愿,避免治疗过度或治疗不足。应当及时评估化疗疗效,密切监测及防治不良反应,并酌情调整药物和/或剂量。分子靶向治疗需要明确基因突变状态,依据分子分型指导靶向治疗。而以免疫检查点抑制剂为代表的免疫治疗已被证实可改善肺癌患者的生存率。

1. 化疗药物　化疗常用的药物包括铂类(顺铂、卡铂)、吉西他滨、培美曲塞、紫杉类(紫杉醇、多西他赛)、长春瑞滨、依托泊苷和喜树碱类似物(伊立替康)等。目前一线化疗推荐含铂的双药联合方案,二线化疗推荐多西他赛或培美曲塞单药治疗。一般治疗 2 个周期后评估疗效,密切监测及防治不良反应,并酌情调整药物和/或剂量。常见肺癌化疗药物及其特点见表8-1。

表 8-1　常见肺癌化疗药物及其特点

药品	用法用量	作用特点	主要不良反应
培美曲塞	静脉滴注:500mg/m^2,每日1次	含有核心为吡咯嘧啶基团的抗叶酸制剂,通过破坏细胞内叶酸依赖性的正常代谢过程,抑制细胞复制,从而抑制肿瘤的生长	呕吐、口腔溃疡、疲劳、肝功能损害、皮肤毒性反应
吉西他滨	静脉滴注:1 000mg/m^2,滴注30min,每周1次,连续3周,休息1周,每4周重复1次	主要作用于细胞周期 G_1/S 期。抑制核苷酸还原酶,导致细胞内脱氧核苷三磷酸减少;抑制脱氧胞嘧啶脱氨酶,减少细胞内代谢物的降解,具有自我增效的作用	常见骨髓抑制、恶心、呕吐、腹泻、血清转氨酶和碱性磷酸酶暂时性升高、轻度蛋白尿和血尿、非感染性发热
顺铂	静脉注射或静脉滴注:连用3~5d,间隔3周重复	具有类似烷化剂双功能基团的作用,可与细胞核内DNA的碱基结合,形成三种形式的交联,造成DNA损伤,破坏DNA复制和转录,高浓度时也抑制RNA及蛋白质的合成。顺铂具有抗癌谱广、乏氧细胞有效、作用性强等优点	轻中度骨髓毒性反应;贫血常见;严重恶心、呕吐;可发生恶性肾毒性反应,易发生于未给予水化和利尿治疗者;常见高频听力丧失
卡铂	静脉滴注或静脉注射:一次给药法,每次300~400mg/m^2,28d重复,儿童可提高到560mg/m^2;连续给药5日,100mg/次,或每次50~70mg/m^2	它主要作用DNA的鸟嘌呤的N7和O6原子上,引起DNA链间及链内交联,破坏DNA分子,阻止其螺旋解链,干扰DNA合成,而产生细胞毒作用	主要毒性为骨髓抑制,如白细胞和血小板下降,少数患者也有血红蛋白下降。本品可引起消化道反应,如恶心、呕吐,但较顺铂轻微
长春瑞滨	静脉给药。单药治疗:推荐剂量为每周25~30mg/m^2	本品为长春碱半合成衍生物,主要通过抑制微管蛋白的聚合,使细胞分裂停止于有丝分裂中期	可有骨髓抑制;常见粒细胞减少症;常见恶心、呕吐、注射部位红斑、疼痛及皮肤色泽改变
紫杉醇	135~175mg/m^2	本品作用机制是促使细胞内形成稳定的微管束,以干扰细胞周期后的 G_2 有丝分裂,并抑制细胞复制,从而抑制肿瘤细胞生长	可有骨髓抑制;常见粒细胞减少症、血小板减少、恶心、呕吐、脱发、感觉神经病变、肌肉疼痛和关节痛

续表

药品	用法用量	作用特点	主要不良反应
多西他赛	静脉滴注:75mg/m², 每3周1次	作用与紫杉醇(PTX)相同,为M期周期特异性药物,促进小管聚合成稳定的微管并抑制其解聚,从而使小管的数量显著减少,并可破坏微管网状结构	可见贫血、白细胞减少及血小板减少。可有恶心、呕吐、腹泻、黏膜炎、便秘和肝功能损害
依托泊苷	静脉滴注:100mg/m², 用0.9%氯化钠注射液稀释,浓度不超过0.25mg/ml,静脉滴注时间不少于30min	本品主要是引起DNA链损伤,干扰DNA拓扑异构酶Ⅱ的DNA断裂重新连接反应	可有骨髓抑制、恶心、呕吐、胃炎、低血压、史-约综合征、手足综合征、剥脱性皮炎、指趾甲病、转氨酶升高等
伊立替康	静脉滴注:50~65mg/m², 静脉滴注时间30~90min	特异性地作用于拓扑异构酶Ⅰ。拓扑异构酶Ⅰ通过可逆地断裂DNA单链使DNA双链解旋。伊立替康和它的活性代谢产物SN-38结合到拓扑异构酶Ⅰ-DNA复合物上,阻止断裂的单链再连接	可有骨髓抑制、恶心、呕吐、腹泻、急性胆碱综合征、转氨酶和胆红素短暂轻度升高

2. 分子靶向药物 靶向治疗是以肿瘤组织或细胞的驱动基因变异或肿瘤相关信号通路的特异性分子为靶点,利用分子靶向药物特异性阻断该靶点的生物学功能,选择性地从分子水平逆转肿瘤细胞的恶性生物学行为,从而达到抑制肿瘤生长甚至使肿瘤消退的目的。目前靶向治疗药物主要有表皮生长因子受体酪氨酸激酶抑制剂,包括吉非替尼、厄洛替尼、阿法替尼、奥希替尼,以ALK重排阳性为靶点的克唑替尼、阿来替尼、塞瑞替尼等,靶向治疗成功的关键是选择特异性的标靶人群。常见分子靶向药物及其特点见表8-2。

表8-2 常见分子靶向药物及其特点

药品	用法用量	作用特点	主要不良反应
吉非替尼	250mg(1片),每日1次,空腹或与食物同服	(1)竞争EGFR-TK催化区域上Mg-ATP结合位点,阻断其信号传递。(2)抑制有丝分裂原活化蛋白激酶的活化,促进细胞凋亡。(3)抑制肿瘤血管生成	常见的药物不良反应为腹泻、皮疹、瘙痒、皮肤干燥和痤疮,一般见于服药后1个月内,通常是可逆性的

续表

药品	用法用量	作用特点	主要不良反应
厄洛替尼	单药用于非小细胞肺癌的推荐剂量为150mg/d，至少在进食前1h或进食后2h服用。持续用药直到疾病进展或出现不能耐受的毒性反应	可抑制人表皮生长因子受体的信号传导途径；是表皮生长因子（又可称HER1）信号传导通路的关键组分，影响肿瘤细胞的形成及生长	常见的不良反应为皮疹和腹泻，最严重的不良反应为间质性肺疾病
阿法替尼	40mg，口服，每日1次。不应与食物同服，在进食后至少3h或进食前至少1h服用。本品应持续治疗直至疾病发生进展或患者不能耐受	本品为双重不可逆转的ErbB家族（EGFR和HER2）阻滞剂，同时抑制多个ErbB家族成员（如EGFR、HER2、ErbB3及ErbB4），有效地阻断下游信息传导，抑制癌细胞生长和分裂	腹泻、口腔炎、食欲下降、痤疮样疹/皮疹、甲沟炎、干皮病、瘙痒症、GPT和/或GOT升高、结膜炎、角膜炎、干眼症、间质性肺炎
奥希替尼	80mg，口服，每日1次	不可逆与携带EGFR突变（T790M、L858R和外显子19缺失）结合，发挥抗肿瘤作用；本品还可抑制HER2、HER3、HER4、ACK1和BLK的活性	皮疹、皮肤干燥、指（趾）甲毒性、瘙痒症、腹泻、恶心、食欲缺乏、便秘、口腔炎、骨髓抑制、Q-T间期延长、左心室射血分数减少、间质性肺炎
埃克替尼	125mg，口服，每日3次	与表皮生长因子受体ATP酶结合点上的腺苷三磷酸竞争，阻断其酪氨酸激酶活性，进而阻断表皮生长因子受体的信号传导通路，阻断肿瘤细胞生长和进展	皮疹、腹泻、GPT和/或GOT升高、恶心
克唑替尼	250mg，口服，每日2次	是一个酪氨酸激酶受体抑制剂，抑制间变性淋巴瘤激酶（ALK）、肝细胞生长因子（HGFR,c-MET）和ROS-1。它们在细胞的复制和存活中起到很大的作用。通过抑制这些受体可以达到控制肿瘤生长的目的	肝毒性、间质性肺疾病/非感染性肺炎、Q-T间期延长、心动过缓

续表

药品	用法用量	作用特点	主要不良反应
阿来替尼	600mg，口服，每日2次	本品是一种具有高度选择性的强效 ALK 和 RET 酪氨酸激酶抑制剂。抑制 ALK 酪氨酸激酶活性，可阻断下游信号通路 STAT3 和 PI3K/AKT 的激活，诱导肿瘤细胞死亡（凋亡）	便秘、水肿、肌痛、恶心、胆红素升高、GPT 和 GOT 升高、贫血、皮疹、间质性肺炎、心动过缓
塞瑞替尼	450mg，口服，每日1次。药物应与食物同服，每日在同一时间服用	本品为激酶抑制剂，抑制的靶点包括 ALK、胰岛素样生长因子 1 受体（IGF-1R）、胰岛素受体（InsR）和 ROS1。其中对 ALK 的抑制活性最强	贫血、食欲减退、腹泻、恶心、呕吐、腹痛、便秘、食管疾病、肝毒性、皮疹、疲劳、体重减轻、血肌酐升高、高血糖、低磷血症、视觉障碍、心包炎、心动过缓、感染性肺炎等

3. 免疫治疗药物 免疫治疗是继放疗、化疗、靶向治疗后一新兴的肿瘤治疗方式，已经成为包括肺癌在内的肿瘤治疗的一个重要研究领域。目前，抗肿瘤免疫治疗药物包括肿瘤疫苗、免疫检查点抑制剂，后者主要有细胞毒性 T 淋巴细胞相关抗原 4（CTLA-4）抑制剂——伊匹木单抗，程序性细胞死亡受体 1（PD-1）抑制剂——纳武利尤单抗、帕博利珠单抗、替雷利珠单抗、信迪利单抗、卡瑞利珠单抗，以及程序性细胞死亡蛋白配体 1（PD-L1）抑制剂——阿替利珠单抗、度伐利尤单抗。常见免疫检查点抑制剂及其特点见表 8-3。

表 8-3　常见免疫检查点抑制剂及其特点

药品	用法用量	作用特点	主要不良反应
伊匹木单抗	本品与纳武利尤单抗联合治疗，推荐剂量为 1mg/kg，每 6 周 1 次，静脉滴注 30min	本品是一种 CTLA-4 免疫检查点抑制剂，可选择性地耗尽肿瘤部位的调节 T 细胞，导致肿瘤内效应 T 细胞/调节 T 细胞的比例增加，从而导致肿瘤细胞死亡	皮疹、疲乏、腹泻、瘙痒、甲状腺功能减退、恶心、免疫相关不良反应等
纳武利尤单抗	单药：3mg/kg，第 1 日，14d 为 1 个周期	与 PD-1 受体结合，阻断 PD-1 与 PD-L1 和 PD-L2 的结合，释放对免疫应答的抑制	疲劳、皮疹、瘙痒、腹泻、恶心、免疫相关不良反应等

续表

药品	用法用量	作用特点	主要不良反应
帕博利珠单抗	静脉滴注:200mg,第1日,21d为1个周期	与PD-1受体结合,阻断PD-1与PD-L1和PD-L2的结合,释放对免疫应答的抑制	贫血、恶心、疲劳、便秘、腹泻、中性粒细胞减少症、食欲减退、呕吐、免疫相关不良反应等
替雷利珠单抗	静脉滴注:200mg,第1日,21d为1个周期	本品为人源化重组抗PD-1单克隆抗体。T细胞表达的PD-1受体与其配体P-I1和PD-2结合,可以抑制T细胞增殖和细胞因子生成	皮疹、疲乏、转氨酶升高、贫血、白细胞减少症、中性粒细胞减少症、血小板减少症、免疫相关不良反应等
信迪利单抗	静脉滴注:200mg,第1日,21d为1个周期	本品为一种人类免疫球蛋白G4(lgG4)单克隆抗体(HuMAb),可与PD-1受体结合,阻断其与PD-L1和PD-L2之间相互作用介导的免疫抑制反应,增强抗肿瘤免疫效应	贫血、白细胞减少症、血小板减少症、中性粒细胞减少症、转氨酶升高、食欲下降、蛋白尿、恶心、低白蛋白血症、发热、高血压、皮疹、血胆红素升高、甲状腺功能检查异常、腹泻、腹痛、低钾血症、免疫相关不良反应等
卡瑞利珠单抗	静脉滴注:200mg,第1日,21d为1个周期	本品为一种人类免疫球蛋白G4(lgG4)单克隆抗体(HuMAb),可与PD-1受体结合,阻断其与PD-L1和PD-L2之间的相互作用,阻断PD-1通路介导的免疫抑制反应	反应性毛细血管增生症、GOT和GPT升高、甲状腺功能减退、乏力、贫血、蛋白尿、发热、白细胞减少症、胃肠道不良反应、免疫相关不良反应等
阿替利珠单抗	静脉滴注:1 200mg,第1日,21d为1个周期	本品是一种可直接结合PD-L1并阻断与PD-1和B7.1受体之间的交互作用的单克隆抗体,解除PD-L1/PD-1产生免疫应答抑制	疲乏、食欲下降、恶心、咳嗽、呼吸困难、发热、腹泻、皮疹、骨骼肌肉疼痛、背痛、呕吐、关节痛、瘙痒、尿路感染、免疫相关不良反应等
度伐利尤单抗	静脉滴注:10mg/kg,第1日,14d为1个周期	本品是一种人免疫球蛋白G1 kappa(lgG1κ)单克隆抗体,可与PD-L1结合并阻断PD-L1与PD-1和CD80(B7.1)的相互作用	咳嗽、疲劳、非感染性肺炎或放射性肺炎、上呼吸道感染、呼吸困难、皮疹、免疫相关不良反应等

目前,免疫治疗是研究的热点,已经成为肺癌治疗不可或缺的一部分,特别是PD-1/PD-L1抑制剂的应用。临床研究表明一线使用PD-1/PD-L1抑制剂联合化疗

能显著提高治疗效率,提高非小细胞癌患者的缓解率和延长总体生存期。

(四) 放射性治疗

放射性治疗简称放疗,通常联合化疗,因分期、治疗目的和患者一般情况的不同,联合方案可选择同步放化疗、序贯放化疗。接受放化疗的患者,潜在毒副反应会增大,应当注意对肺、心脏、食管和脊髓的保护;治疗过程中应当尽可能避免因毒副反应处理不当导致放疗的非计划性中断。肺癌对放疗的敏感性,以 SCLC 为最高。

(五) 中医药治疗

中医药治疗肺癌以"扶正为本、祛邪为标、标本兼治"为原则。中医"扶正补虚法"在肺癌治疗中,可以显著改善患者乏力、疼痛、咳嗽等症状,减少患者恶心、呕吐等消化道症状,患者总体生存质量提高,总体临床疗效突出。

二、治疗原则

1. 非小细胞肺癌

(1)抗肿瘤药治疗前需取得明确的组织病理学或细胞学诊断。

(2)对于 I ~ Ⅲa 期患者采用以手术为主的综合治疗。

(3)对于Ⅲb 期患者,同步化疗、放疗的效果优于序贯化疗、放疗,但不良反应较重,并需重视不良反应的处理。

(4)Ⅳ期患者的治疗则以化疗为主。

2. 小细胞肺癌　化疗是小细胞肺癌治疗的最重要手段,对广泛期的患者宜作为首选。

三、临床疗效评价

肺癌的治疗目标与患者的病情密切相关。评价肺癌疗效可按照 WHO 实体瘤临床疗效评价标准(response evaluation criteria in solid tumor,RECIST)进行。

PET-CT 是肺癌诊断、分期与再分期、疗效评价与预后评估的最佳方法,根据 NCCN 肿瘤学临床实践指南、ACCP 临床实践指南以及国内专家共识,对有条件者,使用 PET-CT 进行辅助评价肺癌疗效(尤其是分子靶向治疗),具体见表 8-4。

表 8-4　实体瘤 PET 疗效评价标准(PERCIST)

完全代谢缓解(CMR)	可测量病灶 ^{18}F-FDG 摄取完全消失,至低于肝脏平均放射活性,且不能与周围血池本底相区别
部分代谢缓解(PMR)	靶病灶 ^{18}F-FDG 摄取降低 ≥30%,且绝对值降低 ≥0.8
疾病代谢稳定(SMD)	非 CMR、PMR、PMD
疾病代谢进展(PMD)	靶病灶 ^{18}F-FDG 摄取增加 ≥30%,且绝对值增加 ≥0.8;或出现新病灶

四、药物治疗方案

(一) 非小细胞肺癌

1. 一线治疗方案

(1)含铂类双药方案,见表 8-5 如表 8-2 所示。

表 8-5　常用非小细胞肺癌含铂类双药方案

化疗方案	剂量	用药时间	时间及周期
NP 方案 长春瑞滨 顺铂	25mg/m² 75~80mg/m²	第 1、8 日 第 1 日	21d 为 1 个周期,4~6 个周期
TP 方案 紫杉醇 顺铂或卡铂	135~175mg/m² 顺铂 75mg/m²; 卡铂 AUC=5~6	第 1 日 第 1 日	21d 为 1 个周期,4~6 个周期
GP 方案 吉西他滨 顺铂或卡铂	1 000~1 250mg/m² 顺铂 75mg/m²; 卡铂 AUC=5~6	第 1、8 日 第 1 日	21d 为 1 个周期,4~6 个周期
DP 方案 多西他赛 顺铂或卡铂	75mg/m² 顺铂 75mg/m²; 卡铂 AUC=5~6	第 1 日 第 1 日	21d 为 1 个周期,4~6 个周期
PP 方案(非鳞癌) 培美曲赛 顺铂或卡铂	500mg/m² 顺铂 75mg/m²; 卡铂 AUC=5~6	第 1 日 第 1 日	21d 为 1 个周期,4~6 个周期
nab-TP 方案 白蛋白紫杉醇 顺铂或卡铂	100mg/m² 顺铂 75mg/m²; 卡铂 AUC=5~6	第 1、8、15 日 第 1 日	21d 为 1 个周期,4~6 个周期
LP 方案 紫杉醇脂质体 顺铂或卡铂	135~175mg/m² 顺铂 75mg/m²; 卡铂 AUC= 5~6	第 1 日 第 1 日	21 日为 1 个周期,4~6 个周期

（2）化疗联合免疫治疗方案：见表 8-6。

表 8-6　常用非小细胞肺癌化疗联合免疫治疗方案

化疗方案	剂量	用药时间	时间及周期
帕博利珠单抗 + 化疗（非鳞癌）			
帕博利珠单抗	200mg	第 1 日	21d 为 1
卡铂	AUC=5	第 1 日	个周期
培美曲塞	500mg/m²	第 1 日	
帕博利珠单抗 + 化疗（鳞癌）			
帕博利珠单抗	200mg	第 1 日	21d 为 1
卡铂	AUC=6	第 1 日	个周期
紫杉醇 / 白蛋白紫杉醇	200/100（mg/m²）	第 1 日 / 第 1、8、15 日	
卡瑞利珠单抗 + 化疗（非鳞癌）			
卡瑞利珠单抗	200mg	第 1 日	21d 为 1
卡铂	AUC=5	第 1 日	个周期
培美曲塞	500mg/m²	第 1 日	
卡瑞利珠单抗 + 化疗（鳞癌）			
卡瑞利珠单抗	200mg	第 1 日	21d 为 1
卡铂	AUC=5	第 1 日	个周期
紫杉醇	175mg/m²	第 1 日	
信迪利单抗 + 化疗（非鳞癌）			
信迪利单抗	200mg	第 1 日	21d 为 1
顺铂 / 卡铂	75（mg/m²）/AUC=5	第 1 日	个周期
培美曲塞	500mg/m²	第 1 日	
信迪利单抗 + 化疗（鳞癌）			
信迪利单抗	200mg	第 1 日	21d 为 1
顺铂 / 卡铂	75（mg/m²）/AUC=5	第 1 日	个周期
吉西他滨	1 000mg/m²	第 1、8 日	
雷替利珠单抗 + 化疗（非鳞癌）			
雷替利珠单抗	200mg	第 1 日	21d 为 1
顺铂 / 卡铂	75（mg/m²）/AUC=5	第 1 日	个周期
培美曲塞	500mg/m²	第 1 日	
雷替利珠单抗 + 化疗（鳞癌）			
雷替利珠单抗	200mg	第 1 日	21d 为 1
卡铂	AUC=5	第 1 日	个周期
紫杉醇 / 白蛋白紫杉醇	175/100（mg/m²）	第 1 日 / 第 1、8、15 日	

续表

化疗方案	剂量	用药时间	时间及周期
阿替利珠单抗＋化疗(非鳞癌)			
阿替利珠单抗	1 200mg	第 1 日	21d 为 1 个周期
顺铂/卡铂	75(mg/m²)/AUC=6	第 1 日	
培美曲塞	500mg/m²	第 1 日	

(3)抗血管治疗、免疫治疗和靶向治疗药物见表 8-7。

表 8-7　抗血管治疗、免疫治疗和靶向治疗药物

药物	剂量	用药时间
静脉输注抗血管新生药物		
重组人血管内皮抑制素	7.5mg/m²	第 1~14 日,21d 为 1 个周期
贝伐珠单抗	7.5~15mg/kg	第 1 日给药,21d 为 1 个周期
免疫治疗药物		
信迪利单抗	200mg	第 1 日,21d 为 1 个周期
替雷利珠单抗	200mg	第 1 日,21d 为 1 个周期
卡瑞利珠单抗	200mg	第 1 日,21d 为 1 个周期
纳武利尤单抗	3mg/kg	第 1 日,14d 为 1 个周期
帕博利珠单抗	200mg	第 1 日,21d 为 1 个周期
阿替利珠单抗	1 200mg	第 1 日,21d 为 1 个周期
度伐利尤单抗	10mg/kg	第 1 日,14d 为 1 个周期
口服小分子靶向治疗药物		
吉非替尼	250mg	每日 1 次
厄洛替尼	150mg	每日 1 次
埃克替尼	125mg	每日 3 次
阿法替尼	40mg	每日 1 次
奥希替尼	80mg	每日 1 次
克唑替尼	250mg	每日 2 次
塞瑞替尼	450mg	每日 1 次
阿来替尼	600mg	每日 2 次

2. 二线治疗方案　推荐多西他赛或培美曲塞单药治疗;针对 EGFR 突

变、ALK 融合阳性的患者可选择相应的分子靶向药物。见表 8-8。

表 8-8 常用非小细胞肺癌二线治疗方案

化疗方案	剂量	用药时间	时间及周期
多西他赛	$60\sim75mg/m^2$	第 1 日	21d 为 1 个周期
培美曲塞（非鳞癌）	$500mg/m^2$	第 1 日	21d 为 1 个周期
阿法替尼（鳞癌）	40mg	每日 1 次	每日 1 次
奥希替尼（T790M）	80mg	每日 1 次	每日 1 次

3. 三线治疗方案 可选择参加临床试验,也可选择血管内皮生长因子受体酪氨酸激酶抑制剂（VEGFR）单药口服,目前有循证医学证据支持的药物是安罗替尼。

（二）小细胞肺癌

特点为对化疗高度敏感。标准化疗方案有以下两种:

1. EP/EC 方案 依托泊苷（VP-16）,顺铂 DDP/ 卡铂 CBP。

2. IP/IC 方案 伊立替康（irinotecan）,顺铂 DDP/ 卡铂 CBP。

第三节 常见处方审核案例详解

案例 1
【处方描述】

> 性别:女 年龄:30 岁
>
> 临床诊断:非小细胞肺癌。
>
> 处方内容:
>
> 长春瑞滨注射液　　　　　40mg
> 0.9% 氯化钠注射液　　　　100ml ｝ q.d.　　i.v.gtt.
>
> 顺铂注射液　　　　　　　50mg
> 0.9% 氯化钠注射液　　　　500ml ｝ q.d.　　i.v.gtt.

【处方问题】剂型与给药途径不适宜。

【机制分析】长春瑞滨、长春碱、长春新碱等植物碱类抗肿瘤药均具有血管刺激性,可使细胞间隙增大、血管通透性增加,毛细血管痉挛,局部供血减少,药物浓度增加,容易引起药物性静脉炎;如果渗透到血管外,会导致组织缺血、缺氧,导致局部强烈刺激反应,引起疼痛。本处方中长春瑞滨采取静脉滴注的方式给药,会增加输注血管的刺激性,引起不良反应,因此长春瑞滨的给药途径不正确。本处方属于剂型与给药途径不适宜。

【干预建议】建议使用静脉推注的给药途径,减少长春瑞滨等植物碱类药物与血管内皮细胞的接触时间,以达到减轻刺激性损伤的目的。

案例2

【处方描述】

性别:男　年龄:65 岁

临床诊断:肺恶性肿瘤;术后疼痛。

处方内容:

芬太尼透皮贴剂　　　　　4.2mg　　q.d.　　ad　　us.　ext.

【处方问题】剂型与给药途径不适宜。

【机制分析】芬太尼透皮贴剂说明书提及,该药品适用于治疗中度及重度的慢性疼痛,初次使用 8~12 小时后才达峰值,最佳镇痛效果开始于 10 小时后,起效较慢,故本品不应用于急性疼痛和手术后疼痛的治疗。另外,与所有的强效阿片类制剂相同,芬太尼最严重的不良反应为肺通气不足,而芬太尼透皮贴剂起效慢,不能在短期内调整剂量,因此术后应用透皮贴剂可能引起严重的或危及生命的肺通气不足。本处方属于剂型与给药途径不适宜。

【干预建议】该患者不建议使用透皮贴剂治疗术后急性疼痛,建议可根据其疼痛程度选择其他合适的药物剂型,例如改用芬太尼注射液,静脉注射芬太尼的起效时间为 1~2 分钟,达峰时间为 3~4 分钟,能迅速发挥镇痛作用,也可以选择患者自控静脉镇痛或患者自控硬膜外镇痛。

案例3

【处方描述】

性别:男　年龄:59 岁

临床诊断:小细胞肺癌。

处方内容:

注射用洛铂　　　　　　　50mg　　⎫
　　　　　　　　　　　　　　　　　⎬　q.d.　　i.v.gtt.
0.9% 氯化钠注射液　　　250ml　⎭

【处方问题】溶媒选择不适宜。

【机制分析】根据注射用洛铂说明书,洛铂与氯化钠溶液之间存在配伍禁忌,氯化钠溶液会增加洛铂的降解,使洛铂的疗效降低,不良反应增加。因此本处方中的注射用洛铂,不能使用 0.9% 氯化钠注射液当溶媒。本处方属于溶媒选择不适宜。

【干预建议】建议把溶媒修改为 5% 葡萄糖注射液。

案例 4
【处方描述】

性别:女 年龄:69 岁

临床诊断:左下肺小细胞癌;皮肤真菌感染。

处方内容:

多西他赛注射液	80mg		
5% 葡萄糖注射液	100ml	q.d.	i.v.gtt.
伊曲康唑胶囊	0.2g	q.d.	p.o.

【处方问题】联合用药不适宜。

【机制分析】体外研究表明,多西他赛的代谢受 CYP3A4 抑制剂类药物的影响,伊曲康唑与多西他赛联合使用应谨慎,需监护多西他赛的不良反应,警惕伊曲康唑引起的多西他赛血药浓度较高,建议避免同时使用。本处方属于联合用药不适宜。

【干预建议】建议改用酮康唑乳膏,患处局部使用。

案例 5
【处方描述】

性别:男 年龄:57 岁

临床诊断:小细胞肺癌。

处方内容:

注射用盐酸多柔比星	90mg		
注射用氟尿嘧啶	0.5g	q.d.	i.v.gtt.
0.9% 氯化钠注射液	250ml		

【处方问题】联合用药不适宜。

【机制分析】多柔比星和氟尿嘧啶是具有细胞毒作用的抗肿瘤药,所以两者同时使用可能出现毒性作用特别是骨髓和胃肠道毒性作用的叠加。另外,有报道称多柔比星与氟尿嘧啶在一定程度上不相容,混合后可能产生沉淀,因此两种药物不宜混合使用。本处方属于联合用药不适宜。

【干预建议】建议单用多柔比星,或改用MACC化疗方案(甲氨蝶呤、多柔比星、环磷酰胺和洛莫司汀)。患者如需同时使用多柔比星和氟尿嘧啶,建议在给药之间充分冲洗静脉输注管。

案例6

【处方描述】

> 性别:男 年龄:73岁
> 临床诊断:左上肺鳞癌;癌痛。
> 处方内容:
> 氨酚伪麻美芬片(日片)/氨麻美敏片Ⅱ(夜片) 815mg b.i.d. p.o.
> 氨酚羟考酮普通片 330mg q.6h. p.o.

【处方问题】联合用药不适宜。

【机制分析】氨酚伪麻美芬片(日片)或氨麻美敏片Ⅱ(夜片)中含对乙酰氨基酚500mg,氨酚羟考酮普通片中每片含有对乙酰氨基酚325mg。该处方合计对乙酰氨基酚的日使用剂量达到:500mg×2+325mg×4=2 300mg。《陈新谦新编药物学》(第18版)《癌症疼痛诊疗规范(2018年版)》均明确规定,对乙酰氨基酚日服用剂量不能超过2g,连续服用超过10日,对乙酰氨基酚会增加肝损伤的风险。本处方属于联合用药不适宜。

【干预建议】避免氨酚伪麻美芬片(日片)/氨麻美敏片Ⅱ(夜片)与氨酚羟考酮普通片联合使用。建议可根据患者癌痛情况将氨酚羟考酮普通片替换为单方的镇痛药物,如曲马多缓释片、羟考酮缓释片等。

案例7

【处方描述】

> 性别:女 年龄:45岁
> 临床诊断:肺癌术后疼痛;磺胺过敏史。
> 处方内容:
> 塞来昔布胶囊 200mg q.12h. p.o.

【处方问题】遴选药品不适宜。

【机制分析】处方存在用药禁忌,患者有磺胺类药物过敏史,塞来昔布属于选择性 COX-2 抑制剂,由于其化学结构式中含有苯环酰胺基团,因此该患者为塞来昔布的应用禁忌人群。本处方属于遴选药品不适宜。

【干预建议】术后疼痛可根据患者疼痛程度,选择如弱阿片类药物曲马多,口服 50~100mg/ 次,必要时可重复;日极量为 400mg;如果采用 i.v.、i.v.gtt.、i.m.、i.h. 等给药途径,50~100mg/ 次,日极量为 400mg。也可以选择患者自控静脉镇痛或患者自控硬膜外镇痛,使用注射用吗啡、曲马多、芬太尼、舒芬太尼、瑞芬太尼等药物。

案例8

【处方描述】

性别:女　年龄:49 岁

临床诊断:非小细胞肺癌。

处方内容:

注射用卡铂	550mg	q.d.	i.v.gtt. 先给
5% 葡萄糖注射液	250ml		
紫杉醇脂质体	240mg	q.d.	i.v.gtt. 后给
5% 葡萄糖注射液	500ml		

【处方问题】用法、用量不适宜。

【机制分析】紫杉醇是周期特异性抗肿瘤药,先使用可以使更多的肿瘤细胞阻滞在 G_2 期和 M 期,然后再使用周期非特异性抗肿瘤药卡铂进行广泛打击,可以增强细胞毒作用以提高疗效。反之,如果先用卡铂,会使阻滞在 G_2 期和 M 期的肿瘤细胞减少 55%,降低疗效。

此外,卡铂和紫杉醇的血浆蛋白结合率均较高(约 90%),且卡铂与白蛋白是以共价键不可逆结合,如果先使用卡铂,会使紫杉醇血浆蛋白结合率降低,游离紫杉醇增加,导致其骨髓抑制和神经毒性增大。本处方属于用法、用量不适宜。

【干预建议】保证治疗效果以及减少不良反应的发生,本处方选用的 TP 方案应先静脉滴注紫杉醇脂质体,再静脉滴注卡铂。

案例9

【处方描述】

性别:男　年龄:66 岁

临床诊断:肺鳞癌伴淋巴结转移。

处方内容：

注射用顺铂	100mg	q.d.	i.v.gtt.
0.9%氯化钠注射液	500ml		
呋塞米	20mg	q.d.	i.m.

【处方问题】联合用药不适宜。

【机制分析】顺铂与呋塞米合用不妥，注射用顺铂的药品说明书中明确指出，顺铂化疗期间若与其他具有肾毒性或耳毒性的药物合用，会增加顺铂本身的肾毒性或耳毒性，呋塞米有一定的耳、肾毒性，须避免合用。本处方属于联合用药不适宜。

【干预建议】使用顺铂期间，禁用呋塞米等利尿药。应鼓励患者多饮水增加尿量促进排泄。

案例 10
【处方描述】

性别：男　年龄：63 岁

临床诊断：右肺小细胞癌。

处方内容：

头孢哌酮钠舒巴坦钠	3g	b.i.d.	i.v.gtt.
0.9%氯化钠注射液	100ml		

【处方问题】适应证不适宜。

【机制分析】头孢哌酮为第三代头孢菌素类抗生素，能够抑制细菌细胞壁合成而起到杀菌作用，舒巴坦对 β- 内酰胺酶有抑制作用，两者发挥协同抗菌作用。适用于上呼吸道、下呼吸道、泌尿系统等的中、重度感染。本案例中患者并无感染性疾病的诊断，故抗菌药物使用无适应证。本处方属于适应证不适宜。

【干预建议】如该患者有合并感染，应补全诊断。

案例 11
【处方描述】

性别：男　年龄：69 岁

临床诊断：右肺低分化腺癌。

处方内容:

注射用盐酸吉西他滨	1g			
0.9%氯化钠注射液	500ml	}	q.d.	i.v.gtt.
阿瑞匹坦胶囊	1粒		q.d.	p.o.

【处方问题】遴选药品不适宜。

【机制分析】在《肿瘤药物治疗相关恶心呕吐防治中国专家共识(2019年版)》里规定,阿瑞匹坦临床上主要用于预防高度致吐性抗肿瘤化疗中出现的急性和迟发性恶心和呕吐。而吉西他滨静脉给药化疗致吐风险等级为中度,指南推荐 5-HT$_3$ 受体拮抗剂联合地塞米松预防恶心、呕吐。

【干预建议】建议改用 5-HT$_3$ 受体拮抗剂如昂丹司琼、托烷司琼、格拉司琼等联合地塞米松联合预防恶心、呕吐。

案例 12
【处方描述】

性别:男 年龄:72 岁

临床诊断:肝恶性肿瘤合并感染。

处方内容:

注射用奥沙利铂	50mg			
5%葡萄糖注射液	250ml	}	q.d.	i.v.gtt.
注射用盐酸万古霉素	500mg			
5%葡萄糖注射液	100ml	}	q.12.h.	i.v.gtt.

【处方问题】联合用药不适宜。

【机制分析】奥沙利铂和万古霉素都有肾毒性,可以换用其他抗菌药物,故奥沙利铂和万古霉素避免联用。本处方属于联合用药不适宜。

【干预建议】避免奥沙利铂和万古霉素联用,建议根据药敏结果选择合适的抗菌药物。

案例 13
【处方描述】

性别:男 年龄:59 岁

临床诊断:左下肺腺癌;肾功能不全。

处方内容:

注射用培美曲塞二钠	100mg	} q.d.	i.v.gtt.
0.9%氯化钠注射液	100ml		

【处方问题】遴选药品不适宜。

【机制分析】培美曲塞主要通过尿路以原型药形式排出体外,肾功能下降将会导致培美曲塞清除率下降和AUC升高。本处方属于遴选药品不适宜。

【干预建议】建议用药前检测患者肾功能,计算肌酐清除率,若必须使用该化疗方案可选择化疗后透析治疗。

案例 14
【处方描述】

性别:女 年龄:65 岁
临床诊断:左肺鳞癌。
处方内容:
紫杉醇注射液   100mg   i.v.gtt.

【处方问题】用法、用量不适宜。

【机制分析】紫杉醇会给患者带来一定的不良反应,所以给药前可预先给予糖皮质激素,以防严重的过敏反应发生。紫杉醇注射液输注前必须用5%葡萄糖注射液或0.9%氯化钠注射液稀释,稀释液终浓度应为0.3~1.2mg/ml。本处方属于用法、用量不适宜。

【干预建议】建议用0.9%氯化钠注射液250ml稀释紫杉醇注射液,输注应在配制后24小时内完成。化疗前给予20mg地塞米松预防过敏反应的发生。

案例 15
【处方描述】

性别:女 年龄:54 岁
临床诊断:左肺鳞癌;真菌性肺炎。
处方内容:

多西他赛注射液	80mg	} q.d.	i.v.gtt.
5%葡萄糖注射液	250mg		
伏立康唑片	200mg	b.i.d	p.o.

【处方问题】联合用药不适宜。

【机制分析】体外研究表明，多西他赛的代谢受 CYP3A4 抑制剂类药物的影响，伏立康唑为 CYP3A4 抑制剂类药物，其与多西他赛联合使用应谨慎，需要密切关注多西他赛的不良反应，监测血常规，避免严重的骨髓抑制发生。本处方属于联合用药不适宜。

【干预建议】建议监测血常规，更换抗真菌药的种类，可选择性使用两性霉素 B 或卡泊芬净。

第四节 小 结

肺癌是我国及世界范围内发病率和死亡率最高的恶性肿瘤之一。在我国，近年来肺癌的发病率和死亡率呈明显上升趋势。合理的药物治疗可以延长患者的生存期，提高生活质量。因而，在临床治疗过程中要规范使用抗肿瘤药。铂剂是肺癌治疗的一线药物，在使用过程中需要特别注意溶媒的配伍，以免影响疗效。癌痛是肺癌治疗过程中不可忽视的环节，止痛药物的合理使用可以提高患者的依从性。此外，在用药过程中，抗肿瘤药的使用顺序、使用时间、剂量调整等对于肺癌的治疗都非常重要，需要药师的特别监护，为患者保驾护航。

(何玉文)

参考文献

[1] 葛均波，徐永健，王辰. 内科学. 9 版. 北京：人民卫生出版社，2018.
[2] 李国辉，杨珺，戴助，等. 抗肿瘤药物处方审核专家共识——肺癌. 中国药学杂志，2019, 54 (10): 847-854.
[3] 吴新荣，杨敏. 药师处方审核培训教材. 北京：中国医药科技出版社，2019.
[4] 国家卫生健康委办公厅，国家中医药局办公室. 癌症疼痛诊疗规范 (2018 年版). 全科医学临床与教育，2019, 17 (1): 4-8.
[5] 中国临床肿瘤学会指南工作委员会. 中国临床肿瘤学会 (CSCO) 非小细胞肺癌诊疗指南 2022. 北京：人民卫生出版社，2022.

第九章

间质性肺疾病处方审核案例详解

第一节 间质性肺疾病概述

一、间质性肺疾病的定义

间质性肺疾病（interstitial lung disease，ILD）亦称作弥漫性实质性肺疾病（diffuse parenchymal lung disease，DPLD），是一组主要累及肺间质和肺泡腔，导致肺泡 - 毛细血管功能单位丧失的弥漫性肺疾病。临床主要表现为进行性加重的呼吸困难、限制性通气功能障碍伴弥散功能降低、低氧血症以及影像学上的双肺弥散性病变，ILD 可最终发展为弥漫性肺纤维化和蜂窝肺，导致呼吸衰竭而死亡。

二、间质性肺疾病的流行病学

各间质性肺疾病的流行病学不一且资料尚不完整。特发性肺纤维化（idiopathic pulmonary fibrosis，IPF）和肺结节病是间质性肺疾病中两个较为重要的亚型。美国 21 世纪初的流行病学调查显示，IPF 的患病率和年发病率分别是(14~42.7)/10 万和(6.8~16.3)/10 万。我国则缺乏相应资料，但临床实践中发现近年来 IPF 发病率整体呈现上升趋势。对于肺结节病流行病学来说，由于部分病例无症状和可以自然痊愈，所以尚无确切数据。肺结节病多发于小于 40 岁的中青年人群，女性发病稍高于男性，根据研究样本不同，患病率从不足 1/10 万到高于 40/10 万都有报道。

三、间质性肺疾病的分类

间质性肺疾病包括 200 多种急性和慢性肺部疾病，目前国际上将 ILD/

DPLD 分为 4 大类。

1. 已知病因的 DPLD 如药物诱发性、职业或环境有害物质诱发性(铍、石棉)DPLD 或胶原血管病的肺表现等。

2. 特发性间质性肺炎 特发性间质性肺炎(idiopathic interstitial pneumonia,IIP),包括 7 种临床病理类型:特发性肺纤维化(IPF)/普通型间质性肺炎(UIP),非特异性间质性肺炎(NSIP),隐源性机化性肺炎(COP)/机化性肺炎(OP),急性间质性肺炎(AIP)/弥漫性肺泡损伤(DAD),呼吸性细支气管炎伴间质性肺疾病(RB-ILD)/呼吸性细支气管炎(RB),脱屑性间质性肺炎(DIP),淋巴细胞性间质性肺炎(LIP)。

3. 肉芽肿性 DPLD 如肺结节病、外源性变应性肺泡炎、韦氏肉芽肿病等。

4. 其他少见的 DPLD 如肺泡蛋白质沉积症、肺出血 - 肾炎综合征、肺淋巴管平滑肌瘤病、朗格汉斯细胞组织细胞增多症、慢性嗜酸性粒细胞性肺炎、特发性肺含铁血黄素沉着症等。

四、间质性肺疾病的病因及发病机制

(一)特发性肺纤维化

病因尚不清楚。危险因素包括吸烟和环境暴露(如金属粉尘、木尘等),吸烟指数超过 20 盒 / 年,患 IPF 的危险性明显增加。还有研究提示 IPF 与病毒感染(如 EB 病毒)的关系,但是病毒感染在 IPF 的确切作用不明确。IPF 常合并胃食管反流,提示胃食管反流导致微小吸入可能与 IPF 发病有关,但两者之间的因果关系还不明确。IPF 也存在一定的遗传易感性,但没有特定遗传异常被证实。

目前认为 IPF 起源于肺泡上皮反复发生微小损伤后的异常修复。在已知或未知的遗传 / 环境因素的多重持续损伤下,受损的肺泡上皮细胞启动"重编程",导致细胞自噬降低,凋亡增加,上皮再生修复不足,残存细胞发生间充质样转化,呈现促纤维化表型,大量分泌促纤维化因子,形成促纤维化微环境,使成纤维细胞(fibroblast)活化转变为肌成纤维细胞(myofibroblast),产生过量的细胞外基质沉积,导致纤维疤痕与蜂窝囊形成,肺结构破坏和功能丧失。

(二)肺结节病

肺结节病的确切病因和发病机制还不清楚,可能与遗传因素、环境因素、免疫机制等有关。目前的观点是遗传易感者受特定的环境抗原刺激,诱发受累脏器局部产生 Th1 型免疫反应,导致细胞聚集、增生、分化和肉芽肿形成;同时产生的细胞因子和化学趋化因子可促进肉芽肿形成。

第二节　间质性肺疾病治疗管理

间质性肺疾病的药物治疗主要以免疫抑制剂、糖皮质激素以及抗纤维化等药物为主,本节以特发性间质性肺炎和肺结节病为例。

一、特发性间质性肺炎的药物治疗

1. IPF 尚无肯定显著有效的治疗药物。根据近年来的随机对照临床试验的结果,结合我国临床实际情况,下列药物可以酌情使用。

(1)吡非尼酮:吡非尼酮是一种多效性的吡啶化合物,具有抗炎、抗纤维化和抗氧化特性。该药能够显著地延缓用力肺活量(FVC)下降速率,可能在一定程度上降低病死率,但不良反应包括光过敏、乏力、皮疹、胃部不适和畏食。推荐轻度结节病到中度肺功能障碍的 IPF 患者应用吡非尼酮治疗。重度肺功能受损的 IPF 患者服用吡非尼酮治疗能否获益仍需进一步研究。

(2)尼达尼布:是一种多靶点酪氨酸激酶抑制剂,能够显著地减少 IPF 患者 FVC 下降的绝对值,可一定程度上缓解疾病进程,有望成为 IPF 治疗的增加选项。最常见的不良反应是腹泻,大多数病情不严重,无严重不良事件发生。推荐轻到中度肺功能障碍的 IPF 患者应用尼达尼布治疗。重度肺功能障碍的 IPF 患者服用尼达尼布治疗能否获益仍需进一步探讨。

(3)抗酸药:IPF 合并高发的胃食管反流病,其中近半数患者没有临床症状。慢性微小吸入包括胃食管反流是继发气道和肺部炎症的危险因素,可能引起或加重 IPF。应用抗酸药包括质子泵抑制剂或组胺 H_2 受体拮抗剂,可能降低胃食管反流相关肺损伤的风险。虽然没有足够的证据证实抗酸药治疗能够延缓 IPF 肺功能的下降,抗酸治疗也不能降低 IPF 患者的全因病死率或住院率。但是鉴于慢性微小吸入包括胃食管反流可能的肺损伤作用,IPF 患者可以规律应用抗酸治疗。IPF 抗酸治疗的有效性和安全性以及与抗纤维化治疗药物的相互作用,需要进一步研究。

(4)乙酰半胱氨酸:乙酰半胱氨酸能够打破黏蛋白的二硫键,降低黏液的黏稠度;高剂量(1 800mg/d)时,乙酰半胱氨酸在 IPF 患者体内可以转化为谷胱甘肽前体,间接提高肺泡上皮细胞衬液中谷胱甘肽水平,起到抗氧化作用。乙酰半胱氨酸单药治疗可以改善 IPF 患者的咳痰症状,长期服用安全性好。在临床试验中,乙酰半胱氨酸单药治疗对 IPF 患者 FVC 的下降没有延缓作用,不能改善生活质量,也不能降低 IPF 急性加重频率和病死率,但对于部分 *TOLLIP* 基因表型的 IPF 患者,乙酰半胱氨酸有一定疗效。并且,乙酰半胱氨酸联合吡非尼酮治疗中晚期 IPF 患者优于单用吡非尼酮。对于已经应用乙酰半胱氨酸单药治疗的 IPF 患者,可以维持治疗。

2. 下列药物或治疗方案对于大多数 IPF 患者不推荐使用,应根据临床情况酌情掌握。

(1)泼尼松、硫唑嘌呤和乙酰半胱氨酸联合治疗:糖皮质激素(以下简称激素)联合硫唑嘌呤和乙酰半胱氨酸曾经被认为是 IPF 的"标准治疗"。IPF 以肺纤维化改变为主,激素联合免疫抑制剂治疗缺乏理论依据。三药联合治疗 IPF 患者,不能延缓疾病进展却伴有诸多的不良反应,或使原有合并症如糖尿病、心脑血管疾病和骨质疏松等恶化。不推荐应用泼尼松、硫唑嘌呤和乙酰半胱氨酸联合治疗稳定期的 IPF。

(2)抗凝血药物:肺纤维化形成过程中伴随着血管内皮的损伤,凝血系统激活、纤维蛋白沉积和纤溶异常。口服华法林治疗 IPF 有可能导致病死率升高、出血等不良反应。对于没有合并静脉血栓栓塞症或心房颤动的 IPF 患者,不推荐长期应用抗凝血药物治疗。

(3)西地那非:西地那非是一种磷酸二酯酶 5 抑制剂,能够改善 IPF 患者的生活质量,但是不能延缓 IPF 疾病进展,也不能降低 IPF 急性加重频率或病死率,可能带来不良反应和高昂的医疗花费。不推荐 IPF 患者应用西地那非治疗。

(4)波生坦和马西替坦:波生坦和马西替坦是双重内皮素 -A、内皮素 -B 拮抗剂,用于肺动脉高压的治疗,均不能延缓 IPF 疾病进展或降低病死率。不管 IPF 患者是否合并肺动脉高压,均不推荐波生坦或马西替坦治疗。但是,合并肺动脉高压是 IPF 患者死亡的独立危险因素。由于 IPF 合并肺动脉高压的治疗研究资料有限,需要探讨选择适当的药物治疗肺动脉高压,评估其有效性和安全性。

(5)伊马替尼:伊马替尼是一种酪氨酸激酶抑制剂,主要抑制 PDGFR,抑制肺成纤维细胞向肌成纤维细胞的分化和增殖,抑制细胞外基质的产生,发挥抗肺纤维化作用。口服伊马替尼不能延缓 IPF 疾病进展或降低病死率,可能带来不良反应和高昂的医疗花费。不推荐 IPF 患者应用伊马替尼治疗。

3. IPF 急性加重的治疗   由于 IPF 急性加重病情严重,病死率高,虽然缺乏随机对照研究,临床上仍然应用激素冲击(甲泼尼龙 500~1 000mg/d)或高剂量激素治疗[泼尼松 ≥ 1mg/(kg·d)]。激素的剂量、使用途径和疗程尚没有形成一致的意见。也可以联用免疫抑制剂,如环磷酰胺、环孢素等。氧疗、机械通气和对症治疗是 IPF 急性加重患者的主要治疗手段。

二、肺结节病的药物治疗

肺结节病有一定的自发缓解率,且因影像学分期不同而不同:Ⅰ期肺结节病的自发缓解率为55%~90%,Ⅱ期肺结节病的自发缓解率为40%~70%,Ⅲ期肺结节病的自发缓解率为10%~20%,Ⅳ期肺结节病不能自发缓解。因而肺结节病的治疗需要根据临床表现、受累部位及其严重程度、患者治疗意愿以及基础疾病,制订个体化治疗方案,以改善临床症状,降低器官功能受损,提高生活质量,延长生存期,减少复发。无症状的0期或Ⅰ期胸内结节病不需系统性糖皮质激素治疗。

无症状的Ⅱ期或Ⅲ期肺结节病,若疾病稳定且仅有轻度肺功能异常,也不主张系统性激素的治疗。

1. 系统性激素治疗

(1)适应证:①有明显的呼吸系统症状,如咳嗽、呼吸困难、胸痛等和/或明显的全身症状,如乏力、发热、体重下降等;②肺功能进行性恶化;③肺内阴影进行性加重;④有肺外重要脏器的受累,如心脏、神经系统、眼部、肝脏等。

(2)激素的用法及用量:对于肺结节病,通常起始剂量为泼尼松(或相当剂量的其他激素)0.5mg/(kg·d)或20~40mg/d;2~4周后逐渐减量,5~10mg/d维持,总疗程6~24个月。同其他需要接受激素治疗的疾病类似,迄今尚无结节病患者的激素减量的具体方案,建议针对不同患者的病情程度、临床医师的用药习惯、激素相关的不良反应等制订个体化减量方案。激素应用期间,对于无高钙血症的患者,可以加用双膦酸盐和钙剂,以减少激素所导致的骨质疏松。吸入激素的治疗可以减轻咳嗽、气短等呼吸系统症状,尤其适用于气管镜下表现为支气管黏膜多发结节,且不需要给予全身激素治疗的胸内结节病患者。

2. 免疫抑制剂治疗

(1)适应证:激素治疗不能控制疾病进展,激素减量后复发或不能耐受激素治疗。

(2)用法用量:一般建议选择甲氨蝶呤,10~15mg/周;若不能耐受可选择硫唑嘌呤、来氟米特及吗替麦考酚酯等。

生物制剂如肿瘤坏死因子(tumor necrosis factor,TNF)-α拮抗剂对于激素和免疫抑制剂治疗后仍无效、反复复发或合并神经系统受累的患者,可以考虑使用英夫利西单抗或阿达木单抗。

肺移植是终末期肺结节病可以考虑的唯一有效的治疗方法。移植指征是活动耐力下降(NYHA功能Ⅲ或Ⅳ级),符合下列任意一条:①静息状态下低氧血症;②肺动脉高压;③右心房压增高,>15mmHg(1mmHg=0.133kPa)。

第三节　常见处方审核案例详解

案例1
【处方描述】

性别:女　年龄:55 岁

临床诊断:双肺特发性间质性肺炎;2 型糖尿病。

处方内容:

吡非尼酮胶囊	400mg	t.i.d.	p.o.
奥美拉唑肠溶胶囊	20mg	q.d.	p.o.
二甲双胍片	0.5g	b.i.d.	p.o.
硫唑嘌呤片	200mg	q.d.	p.o.
醋酸泼尼松片	30mg	q.d.	p.o.

【处方问题】联合用药不适宜;遴选药品不适宜。

【机制分析】鉴于奥美拉唑可能会降低吡非尼酮疗效,不建议两者联用。糖皮质激素、硫唑嘌呤和乙酰半胱氨酸的联合治疗不能延缓疾病进展却伴有诸多的不良反应,或使原有合并症如糖尿病、心脑血管疾病和骨质疏松等恶化。故不推荐应用泼尼松、硫唑嘌呤和乙酰半胱氨酸联合治疗稳定期的 IPF。本处方属于联合用药不适宜及遴选药品不适宜。

【干预建议】建议改用其他抗酸药,例如法莫替丁。建议停用硫唑嘌呤和泼尼松的联合治疗。

案例2
【处方描述】

性别:男　年龄:62 岁

临床诊断:特发性间质性肺炎。

处方内容:

吡非尼酮胶囊	400mg	t.i.d	p.o.
百令胶囊	1.0g	t.i.d	p.o.
枸橼酸西地那非片	50mg	q.d.	p.o.
乙酰半胱氨酸片	1.2g	q.d.	p.o.

【处方问题】适应证不适宜。

【机制分析】西地那非是一种磷酸二酯酶 5 抑制剂，能够改善 IPF 患者的生活质量，但是不能延缓 IPF 疾病进展，也不能降低 IPF 急性加重频率或病死率，可能带来不良反应和高昂的医疗花费。故不推荐 IPF 患者应用西地那非治疗。本处方属于适应证不适宜。

【干预建议】建议停用枸橼酸西地那非片。

案例 3
【处方描述】

性别：男　年龄：65 岁

临床诊断：特发性间质性肺炎；支原体感染。

处方内容：

吡非尼酮胶囊	400mg	t.i.d	p.o.
百令胶囊	1.0g	t.i.d	p.o.
左氧氟沙星片	0.5g	q.d.	p.o.
乙酰半胱氨酸片	1.2g	q.d.	p.o.

【处方问题】联合用药不适宜。

【机制分析】吡非尼酮可能导致严重的光敏反应，引起严重皮炎、瘙痒等，长期暴露在光线下，有导致皮肤癌的可能。喹诺酮类抗菌药物同样有导致严重光敏反应的可能，两者联用时其不良反应发生风险显著增大。本处方属于联合用药不适宜。

【干预建议】建议将左氧氟沙星改用其他抗菌药物，例如阿奇霉素等。

第四节　小　结

多数间质性肺疾病尚无特效的治疗方案，目前的治疗药物需要充分利弊权衡。对于特发性肺纤维化，主要考虑使用吡非尼酮、尼达尼布、抗酸药和乙酰半胱氨酸。其中需要注意吡非尼酮与抗酸药的相互作用。考虑到临床获益与药物不良反应，目前并不推荐常规使用糖皮质激素和硫唑嘌呤联合治疗方案。另外，西地那非、波生坦、马西替坦和伊马替尼等药物的临床证据不充分，鉴于不良反应及较高的治疗费用，也不推荐上述药物的常规应用。

（喻鹏久）

参考文献:

［1］葛均波, 徐永健, 王辰. 内科学. 9 版. 北京: 人民卫生出版社, 2018.

［2］GANESH R, HAROLD R C, JIM J E, et al. An official ATS/ERS/JRS/ALAT statement: idiopathic pulmonary fibrosis: evidence-based guidelines for diagnosis and management. Am J Respir Crit Care Med, 2011, 183 (6): 788-824.

［3］中华医学会呼吸病学分会间质性肺疾病学组. 特发性肺纤维化诊断和治疗中国专家共识. 中华结核和呼吸杂志, 2016 (6): 427-432.

［4］中华医学会呼吸病学分会间质性肺病学组, 中国医师协会呼吸医师分会间质性肺疾病工作委员会. 特发性肺纤维化急性加重诊断和治疗中国专家共识. 中华医学杂志, 2019 (26): 2014-2023.

［5］中华医学会呼吸病学分会间质性肺疾病学组. 中国肺结节病诊断和治疗专家共识. 中华结核和呼吸杂志, 2019 (9): 685-693.

第十章

肺动脉高压处方审核案例详解

第一节　肺动脉高压概述

一、肺动脉高压的定义

肺动脉高压(pulmonary hypertension,PAH)是由已知或未知原因引起的肺循环压力异常升高的病理状态,它既可来源于肺血管自身病变,也可继发于其他心肺疾患,病因广泛,包括毛细血管前性肺动脉高压、毛细血管后性肺动脉高压和混合性肺高血压(肺动脉和肺静脉压力均升高)。

肺动脉高压的血流动力学诊断标准:海平面、静息状态下、右心导管测量所得肺动脉平均压(mean pulmonary artery pressure,mPAP)≥25mmHg(1mmHg=0.133kPa)。正常人 mPAP 为(14±3)mmHg,上限为 20mmHg。

二、肺动脉高压的流行病学

肺动脉高压在普通人群中患病率约为 1%,年龄>65 岁的人群中高达10%,常见为左心疾病所致肺动脉高压和呼吸系统疾病和/或缺氧所致肺动脉高压。其中约 80% 患者来自发展中国家,基础疾病多为先天性心脏病和感染性疾病等。肺动脉高压发病率和患病率分别为 5~10/ 百万和 15~60/ 百万,约半数为特发性肺动脉高压(IPAH)、遗传性 PAH 或药物相关 PAH,相关因素所致 PAH 则以结缔组织病最为常见,其中系统性硬化症约占结缔组织病相关PAH 的 2/3。

我国缺乏普通人群肺动脉高压的流行病学数据。肺动脉高压病因分布也与西方国家明显不同,我国最常见的病因为先天性心脏病,其次为 IPAH 和结缔组织病相关 PAH,结缔组织病相关 PAH 最常见病因为系统性红斑狼疮和干燥综合征。我国 IPAH 以中青年女性为主,老年患者相对少见。

2006 年以前,我国没有 PAH 靶向药物,IPAH 和家族性 PAH 的 1 年、3 年和 5 年生存率分别为 68.0%、38.9% 和 20.8%。2007 年以后我国逐步进入靶向药物时代。2011 年我国研究表明，IPAH 1 年、3 年生存率分别为 92.1%、75.1%，基本达到西方发达国家水平。

三、肺动脉高压的分类及病因

2018 年第 6 届世界肺动脉高压大会以 WHO 的分类为基础，考虑病因或发病机制、病理与病理生理学特点，对肺动脉高压分类进行了更新（表 10-1），具有指导制订治疗方案的作用。

表 10-1　2018 年第 6 届世界肺动脉高压大会肺动脉高压的详细临床分类

1. 肺动脉高压
1.1 特发性 PAH
1.2 遗传性 PAH（*BMPR2* 或其他突变）
1.3 药物和毒物相关 PAH
1.4 相关因素所致 PAH
1.4.1 结缔组织病
1.4.2 人类免疫缺陷病毒（HIV）感染
1.4.3 门静脉高压
1.4.4 先天性心脏病
1.4.5 血吸虫病
1.5 对钙通道阻滞剂长期有效的肺动脉高压
1.6 具有明显肺静脉 / 肺毛细血管受累（肺静脉闭塞病 / 肺毛细血管瘤病）的肺动脉高压
1.7 新生儿持续肺动脉高压（PPHN）
2. 左心疾病所致肺动脉高压
2.1 射血分数保留的心力衰竭（HFpEF）
2.2 射血分数降低的心力衰竭（HFrEF）
2.3 瓣膜性心脏病
2.4 导致毛细血管后肺动脉高压的先天性 / 获得性心血管病
3. 呼吸系统疾病和 / 或缺氧所致肺动脉高压
3.1 阻塞性肺疾病
3.2 限制性肺疾病
3.3 其他混合性限制 / 阻塞性肺疾病
3.4 非肺部疾病所致低氧
3.5 肺发育异常性疾病
4. 肺动脉阻塞性疾病所致肺动脉高压
4.1 慢性血栓栓塞性肺动脉高压（CTEPH）
4.2 其他肺动脉阻塞性病变所致肺高血压
4.2.1 肺动脉肉瘤或血管肉瘤

续表

4.2.2 其他恶性肿瘤

4.2.3 非恶性肿瘤

4.2.4 肺血管炎

4.2.5 先天性肺动脉狭窄

4.2.6 寄生虫阻塞

5. 未知因素所致肺动脉高压

5.1 血液系统疾病(慢性溶血性贫血、骨髓增生性疾病、脾切除术)

5.2 系统性疾病(结节病、肺朗格汉斯细胞组织细胞增多症、淋巴血管平滑肌瘤病、神经纤维瘤病)

5.3 其他:代谢紊乱(糖原贮积病、代谢病、甲状腺紊乱);慢性肾衰竭、纤维纵隔炎、节段性肺高血压等

5.4 复杂先天性心脏病

　　肺动脉高压的发生发展过程与肺血管结构和/或功能异常(即肺血管重构)密切相关。肺血管床内膜损伤、中层肥厚、外膜增生/纤维化导致肺动脉管腔进行性狭窄、闭塞,肺血管阻力不断增大,进而导致右心衰竭甚至死亡。但肺动脉高压的发病机制尚未完全阐明。现认为,肺血管重构是遗传因素(基因突变)、表观遗传因素(DNA 甲基化、组蛋白乙酰化、微小 RNA 等)以及环境因素(如低氧、氧化应激、机械剪切力、炎症、药物或毒物等)共同作用的结果。根据与肺动脉高压发生的相关程度和致病性,可以将危险因素分为确定致病因素和可能致病因素,详见表 10-2。

表 10-2　确定和可能导致肺动脉高压的药物和毒物

确定	可能
阿米雷司	可卡因
芬氟拉明	苯丙胺
右芬氟拉明	苯丙醇胺
甲基苯丙胺	L- 色氨酸
苯氟雷司	圣·约翰草(贯叶连翘)
达沙替尼	干扰素 α、干扰素 β
毒性菜籽油	烷基化药物,如丝裂霉素 C、环磷酰胺等
	博舒替尼
	直接抗丙肝病毒药
	来氟米特
	中药青黛

四、肺动脉高压的风险评估

因目前尚无单独指标能准确判断患者病情和评估预后,故需综合多个临床指标进行评估。2018 年第 6 届世界肺动脉高压大会推荐使用简化的危险分层量表(表 10-3),通过评估患者治疗前基础状态和短期治疗(3~6 个月)后的关键临床指标来预测患者长期预后。目前推荐的危险分层量表仅适用于成人肺动脉高压患者。其他类型肺动脉高压和儿童肺动脉高压尚缺乏统一的危险分层量表。

表 10-3 成人肺动脉高压患者危险分层

指标	低风险	中风险	高风险
WHO 心功能分级	I 级、II 级	III 级	IV 级
6 分钟步行距离 (6MWT)/m	>440	165~440	<165
NT-proBNP/(ng/L)	<300	300~1 400	>1 400
RAP/mmHg	<8	8~14	>14
CI/ [L/(min·m^2)]	≥2.5	2.1~2.4	≤2.0
SvO$_2$/%	>65	60~65	<60
危险分层标准	至少 3 种低风险指标且无高风险指标	介于低风险和高风险之间	至少 2 个高风险指标,其中必须包括 CI 和 SvO$_2$

注:WHO,世界卫生组织;NT-proBNP,N 末端 B 型利钠肽原;RAP,右心房压;CI,心指数;SvO$_2$,混合静脉血氧饱和度;1mmHg=0.133kPa。

建议对 PAH 患者病情严重程度进行评估,包括心功能、运动耐量、血清生化标记物、超声心动图及血流动力学指标等。病情稳定的肺动脉高压患者建议每 3~6 个月随访 1 次。建议给予充分靶向药物治疗,使肺动脉高压患者病情达到或维持低危状态。

第二节　肺动脉高压治疗管理

一、治疗原则

目前肺动脉高压患者的治疗策略主要分为三个步骤,详细治疗流程见图 10-1。

1. 一般处理措施　避孕、康复和运动训练、择期手术选择、预防感染、心理支持、避免出行高海拔或低氧环境等的一般措施,以及包括口服抗凝血药、吸氧、利尿、使用地高辛及其他心血管药物、补充铁剂等的支持治疗措施。

2. 根据患者的预后风险以及每种化合物或化合物的推荐等级和证据水平,对急性肺血管扩张试验阳性的患者使用大剂量钙通道阻滞剂(CCB)进行初始治疗,或对急性肺血管扩张试验阴性的患者使用肺动脉高压靶向药物进行初始治疗。

3. 当肺动脉高压治疗效果不佳时,可联合药物治疗和肺移植。

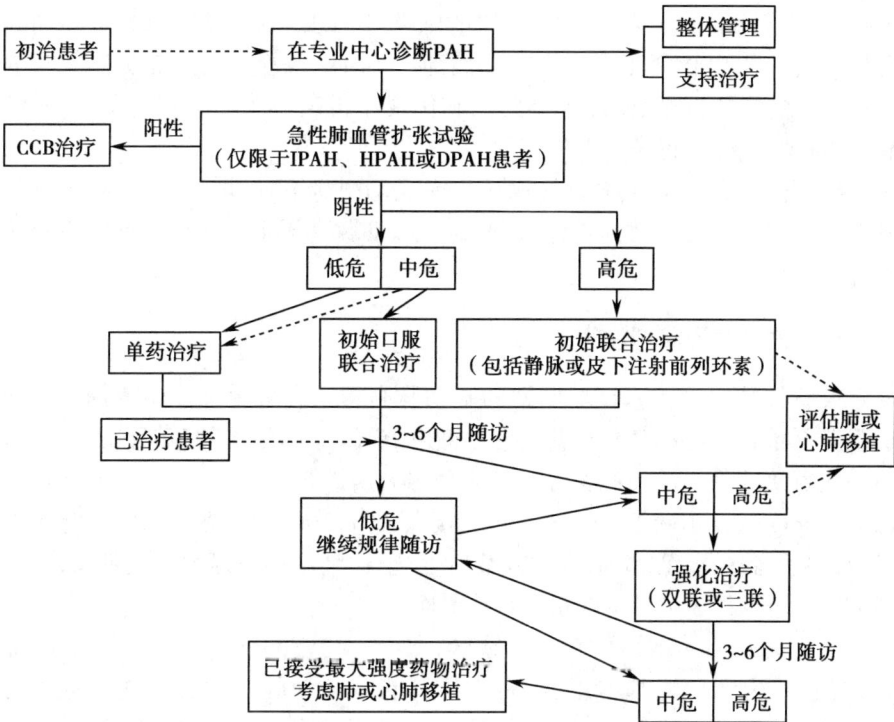

PAH:肺动脉高压,CCB:钙通道阻滞剂,IPAH:特发性肺动脉高压,HPAH:遗传性肺动脉高压,DPAH:药物相关肺动脉高压;实线为明确推荐,虚线为可选推荐。

图 10-1　肺动脉高压治疗流程

二、一般药物支持治疗

1. 口服抗凝血药　慢性血栓栓塞性肺高血压(CTEPH)患者需终身抗凝血,特发性肺动脉高压、遗传性肺动脉高压和减肥药相关肺动脉高压的患者,如无抗凝血禁忌证可考虑长期抗凝血治疗,而其他类型肺动脉高压尚无证据支持抗凝血治疗可使患者获益。但合并艾森曼格综合征以及合并肺动脉原位血栓形成的患者需酌情抗凝血治疗。

2. 利尿药 利尿药可有效改善心力衰竭和水钠潴留状态。对于容量不足尤其右心房压力偏低、左心室严重受压且血压偏低的患者,应谨慎使用利尿药。常用利尿药包括袢利尿药和醛固酮受体拮抗剂。应用利尿药时应监测肾功能和血生化指标,避免出现电解质紊乱和血容量下降引起的肾前性肾功能不全。

3. 地高辛和其他心血管药物 地高辛可改善肺动脉高压患者心输出量,但长期疗效尚不清楚。对合并快速型房性心律失常的患者可考虑应用地高辛控制心室率。除了左心疾病导致的肺动脉高压,不建议其他类型肺动脉高压患者应用血管紧张素转换酶抑制药(ACEI)/血管紧张素Ⅱ受体阻滞剂(ARB)、β受体拮抗剂、硝酸酯类药物和伊伐布雷定等药物(除非合并左心疾病,如高血压、冠心病等)。

4. 铁剂 缺铁可使肺动脉高压患者运动耐量下降,增加病死风险,且与贫血无关。可考虑铁替代治疗,研究显示肺动脉高压患者肠道对铁的吸收减少,推荐静脉注射铁剂。

三、钙通道阻滞剂治疗

仅急性肺血管扩张试验阳性的肺动脉高压患者可单独使用大剂量钙通道阻滞剂治疗。心率偏快的患者首选地尔硫䓬,心率偏慢的患者则首选硝苯地平或氨氯地平。治疗此类肺动脉高压患者所需靶剂量往往较大:硝苯地平120~240mg/d,地尔硫䓬240~720mg/d,氨氯地平20mg/d。先给予常规起始剂量,观察患者血压、心率、心电图及症状变化,逐渐增加至最大耐受剂量,并定期随访。至少每3个月1次超声心动图检查。

建议服药1年后复查右心导管,如患者WHO心功能稳定在Ⅰ、Ⅱ级,右心结构和功能基本正常,右心导管测定肺动脉压力正常或接近正常($mPAP \leq 30mmHg$),可判断患者对钙通道阻滞剂治疗持续敏感,可继续长期治疗。如不满足上述标准,需考虑逐渐转换为肺动脉高压靶向药物治疗。

四、肺动脉高压靶向药物治疗

1. 内皮素受体拮抗剂 内皮素系统异常激活是肺动脉高压发生发展的重要机制之一。内皮素-1主要通过与肺血管壁上的内皮素受体A和B结合发挥肺血管收缩和促平滑肌细胞有丝分裂的作用。内皮素受体拮抗剂通过阻

断内皮素 - 内皮素受体信号传导发挥治疗肺动脉高压的作用。由于内皮素受体拮抗剂有潜在致畸作用,服用此类药物需严格避孕。目前常用内皮素受体拮抗剂有波生坦、安立生坦、马昔腾坦。

2. 磷酸二酯酶5抑制剂 肺血管包含大量磷酸二酯酶5,而磷酸二酯酶5是环鸟苷酸(cGMP)的降解酶,其抑制剂可通过NO/cGMP通路发挥血管舒张作用。此外,磷酸二酯酶5抑制剂还有抗增殖作用。目前磷酸二酯酶5抑制剂主要包括西地那非、他达拉非和伐地那非。

3. 可溶性鸟苷酸环化酶激动剂 利奥西呱是一种新型的可溶性鸟苷酸环化酶激动剂,可单独或与NO协同提高血浆中cGMP水平。利奥西呱是目前唯一具备肺动脉高压和慢性血栓栓塞性肺动脉高压双适应证的靶向药物。利奥西呱禁止与磷酸二酯酶5抑制剂联用。既往反复咯血的患者应慎用利奥西呱。

4. 前列环素类似物和前列环素受体激动剂 前列环素可刺激腺苷酸环化酶,使平滑肌细胞内cAMP浓度升高,进而扩张血管。前列环素是目前最强力的内源性血小板聚集抑制剂,且具有细胞保护和抗增殖作用。目前已有多种人工合成的前列环素用于治疗肺动脉高压,比如依前列醇、伊洛前列素、曲前列尼尔、贝前列素、司来帕格,这些药物尽管药代动力学特征不同,但药效学作用相似。

5. 靶向药物联合治疗 由于肺动脉高压明确有多个致病通路,理论上联合治疗较单药治疗效果更好。肺动脉高压靶向药物联合应用有序贯联合治疗和起始联合治疗两种策略。除肺动脉高压危险分层为低危的患者、老年患者和诊断怀疑肺静脉闭塞病(PVOD)/肺毛细血管瘤(PCH)患者,危险分层为中危或高危的患者均推荐联合治疗。

肺动脉高压靶向药物的类型、推荐用法和不良反应见表10-4。

表 10-4 肺动脉高压靶向药物的类型、推荐用法和不良反应

药物	推荐用法	常见不良反应
内皮素受体拮抗剂		
波生坦	口服:成人62.5~125mg,每日2次;儿童2mg/(kg·d),分2次口服	转氨酶升高
安立生坦	口服:成人510mg,每日1次;儿童1.25~2.5mg,每日1次	头痛、外周水肿
马昔腾坦	口服:成人10mg,每日1次;儿童暂无推荐	贫血、外周水肿

续表

药物	推荐用法	常见不良反应
磷酸二酯酶 5 抑制剂		
西地那非	口服:成人 20~80mg,每日 3 次,儿童慎用	潮热、视觉障碍
他达拉非	口服:成人 40mg,每日 1 次,推荐 10~20mg,每日 1 次起始;儿童 2.5~10mg,每日 1 次	潮热、肌痛
伐地那非	口服:成人 5~10mg,每日 2 次;儿童 1.25~2.5mg,每日 2 次	潮热、肌痛
鸟苷酸环化酶激动剂		
利奥西呱	口服:成人 1mg,每日 3 次起始,逐渐加量至 2.5mg,每日 3 次;儿童禁用	消化道症状、咯血
人工合成前列环素类似物		
依前列醇	静脉泵入:2~4ng/(kg·min)起始,一般推荐剂量 20~40ng/(kg·min),最大可至 100ng/(kg·min)以上	头痛、消化道症状、输注路径感染
伊洛前列素	雾化吸入:成人 10~20μg,每 6 小时 1 次;儿童暂无推荐 静脉泵入:0.5~4.0ng/(kg·min)	头痛、低血压、咳嗽
曲前列尼尔	皮下和静脉:1.25ng/(kg·min)起始,逐渐增加至推荐剂量 20~40ng/(kg·min)	输注部位疼痛、头痛和消化道症状
贝前列素	口服:成人 40~120μg,每日 4 次;儿童暂无推荐	头痛、消化道症状
前列环素 IP 受体激动剂		
司来帕格	口服:成人 200μg,每日 2 次,每周增加 200μg 至耐受剂量,最大剂量 1 600μg,每日 2 次;儿童暂无推荐	头痛、消化道症状

五、手术与介入治疗

经充分的内科药物治疗(包括静脉或皮下前列环素类药物在内的联合治疗),仍合并严重血流动力学受损[心指数<2L/(min·m^2)]、运动耐量显著降低(6 分钟步行距离<350m)和明显右心衰竭征象的肺动脉高压患者可考虑行肺

移植或心肺联合移植。对于终末期肺动脉高压和慢性呼吸系统疾病所致的肺动脉高压患者，一般选择肺移植即可。对于复杂先天性心脏病和左心疾病所致肺动脉高压则需考虑心肺联合移植或单纯心脏移植治疗。

第三节　常见处方审核案例详解

案例 1

【处方描述】

性别：女　年龄：52 岁

临床诊断：肺部感染；肺动脉高压中度。

处方内容：

他达拉非片	10mg	q.d.	p.o.
呋塞米片	20mg	q.d.	p.o.
螺内酯片	20mg	b.i.d.	p.o.
达比加群酯胶囊	0.11g	q.d.	p.o.
克拉霉素片	250mg	b.i.d.	p.o.

【处方问题】联合用药不适宜。

【机制分析】他达拉非是主要通过 CYP3A4 代谢的磷酸二酯酶 5 抑制剂，而克拉霉素会抑制 CYP3A4 介导的磷酸二酯酶 5 抑制剂的代谢，因此克拉霉素会导致此类药物血药浓度水平升高，作用增强。克拉霉素与他达拉非合用时，会导致他达拉非 AUC 和 C_{max} 均升高，使他达拉非暴露量增加，还会导致 Q-T 间期延长的风险增加。本处方属于联合用药不适宜。

【干预建议】克拉霉素与他达拉非需谨慎合用。尤其老年患者口服他达拉非清除率稍低，如需合用，根据需要降低他达拉非的剂量，并提醒患者药物不良反应（如低血压）可能加重，需关注和监测药物毒性症状。

案例 2

【处方描述】

性别：女　年龄：2 岁

临床诊断：闭塞性细支气管炎；继发性肺动脉高压。

处方内容：

阿奇霉素干混悬剂	0.05g（0.5 包）	q.d.	p.o.

枸橼酸西地那非片	10mg	q.8h.	p.o.
吸入用布地奈德混悬液	0.5mg∶1ml		
吸入用复方异丙托溴铵溶液	250µg∶1ml	b.i.d.	雾化吸入
硫酸特布他林雾化液	2.5mg∶1ml		

【处方问题】遴选药品不适宜。

【机制分析】FDA 黑框警示：西地那非不可用于治疗儿童(1~17 岁)肺动脉高压，否则可能导致患者死亡。目前尚未证实西地那非可应用于患儿，其安全性及有效性目前尚未证实。本处方属于遴选药品不适宜。

【干预建议】患者为 2 岁患儿，目前儿童使用磷酸二酯酶 5 抑制剂的临床数据仍不足，安全性和有效性都尚未证实。而内皮素受体拮抗剂治疗儿童肺动脉高压证据较多，可使用内皮素受体拮抗剂治疗。有研究表明波生坦对儿童的治疗效果与成人相似，在儿童患者中有很好的耐受性和安全性，并且有儿童配方药物。

案例 3

【处方描述】

性别：女　年龄：58 岁

临床诊断：肺动脉高压重度；冠心病。

处方内容：

他达拉非片	10mg	q.d.	p.o.
华法林钠片	1.25mg	q.d.	p.o.
单硝酸异山梨酯缓释胶囊	50mg	q.d.	p.o.

【处方问题】联合用药不适宜。

【机制分析】他达拉非属于磷酸二酯酶 5 抑制剂，磷酸二酯酶 5 具有氧化亚氮诱导的血管扩张作用，可增强抗心绞痛硝酸盐类药物的降血压作用，两药合用增加发生低血压的风险。美国心脏病学院 / 美国心脏协会指南建议，在服用西地那非至少 24 小时、他达拉非至少 48 小时后，才允许使用硝酸盐类药物。他达拉非与单硝酸异山梨酯禁止合用。本处方属于联合用药不适宜。

【干预建议】建议把单硝酸异山梨酯缓释胶囊作停药处理，根据患者冠心病情况调整为非硝酸酯类药物用药方案。

案例 4

【处方描述】

性别：男　年龄：60 岁

临床诊断：支气管扩张伴感染；肺动脉高压中度；重度肾功能不全。

处方内容：

他达拉非片	20mg	q.d.	p.o.
盐酸氨溴索片	30mg	t.i.d.	p.o.
茶碱缓释片	0.2g	q.12h.	p.o.
贝前列素钠片	40μg	t.i.d.	p.o.

【处方问题】用法、用量不适宜；联合用药不适宜。

【机制分析】他达拉非片每次给药剂量不适宜。他达拉非用于肾功能不全患者，轻至中度肾功能不全的患者可无须调整剂量。对于重度肾功能不全的患者，最大推荐剂量为 10mg。重度肾功能不全患者需谨慎使用他达拉非，他达拉非的暴露量会增加，C_{max} 和 AUC 均增大。他达拉非片与茶碱缓释片合用，会使心率加快，需谨慎合用。另外，老年人因血浆清除率降低，茶碱潜在毒性增加，55 岁以上老年患者慎用茶碱缓释片。本处方属于用法、用量不适宜，联合用药不适宜。

【干预建议】建议调整他达拉非剂量，可以从每日 5mg 开始，根据病情控制情况调整，可逐渐增加剂量至每日 10mg。若出现药物不良反应，及时就医调整药物剂量或考虑更换药物。患者为老年男性，支气管扩张感染，潜在毒性风险增加，建议患者把茶碱缓释片替换成其他平喘药物，如沙美特罗、异丙托溴铵等，可进行雾化吸入、祛痰、平喘等对症治疗。

案例 5

【处方描述】

性别：女　年龄：31 岁

临床诊断：慢性血栓栓塞性肺高血压；下肢深静脉血栓性静脉炎。

处方内容：

瑞舒伐他汀钙片	10mg	q.d.	p.o.
硫酸氢氯吡格雷片	25mg	q.d.	p.o.
贝前列素钠片	20μg	t.i.d.	p.o.

【处方问题】联合用药不适宜。

【机制分析】贝前列素钠可抑制血小板聚集和血小板黏附。贝前列素钠能抑制聚集诱导物质引起的人血小板聚集,对人血小板凝集块有溶解作用(体外试验)。氯吡格雷是一种血小板聚集抑制剂,选择性地抑制腺苷二磷酸(ADP)与它的血小板受体的结合及继发的 ADP 介导的糖蛋白 GP Ⅱb/ Ⅲa 复合物的活化,因此可抑制血小板聚集。贝前列素钠片与硫酸氢氯吡格雷片合用,有增加出血倾向的可能,应避免合用。本处方属于联合用药不适宜。

【干预建议】患者有慢性血栓,需长期抗凝、抗血小板治疗,建议可更换抗血小板药或抗凝血药如利伐沙班。或者,根据《中国肺动脉高压诊断和治疗指南 2018》建议,可以使用利奥西呱治疗慢性血栓栓塞性肺动脉高压。如需贝前列素钠片和硫酸氢氯吡格雷片两药合用,须告知患者出血风险及症状,一旦发现出血现象,需及时就医,在医师指导下减少剂量或更换药物。

案例 6
【处方描述】

> 性别:男　年龄:58 岁
> 临床诊断:发热;上呼吸道感染;肺动脉高压。
> 处方内容:
>
> | | | | |
> |---|---|---|---|
> | 贝前列素钠片 | 40μg | t.i.d. | p.o. |
> | 利伐沙班片 | 10mg | q.d. | p.o. |
> | 他达拉非片 | 20mg | q.d. | p.o. |
> | 布洛芬 | 0.2g | 发热时使用 | p.o. |

【处方问题】联合用药不适宜。

【机制分析】布洛芬与贝前列素钠合用,会增大出血风险,尤其是胃肠道出血。布洛芬是非甾体抗炎药,可干扰血小板功能及引起胃黏膜损伤。贝前列素钠有抗血小板作用,也有出血风险。两药合用,出血风险明显增大。而且有研究提示,很多非甾体抗炎药能在血浆蛋白结合位点置换抗凝血药物和抗血小板药,能轻微升高抗凝血药物和抗血小板药的血浆浓度。本处方属于联合用药不适宜。

【干预建议】建议对症处理上呼吸道感染症状。如需贝前列素钠与布洛芬合用,要加强凝血参数及症状的监测,必要时调整剂量或更换药物。用药时须告知患者可能有出血风险,如出现胃肠道反应或出血现象需及时就医处理。

案例7

【处方描述】

性别：男　年龄：63 岁

临床诊断：糖尿病；肺动脉高压。

处方内容：

格列本脲片	2.5mg	t.i.d.	p.o.
波生坦片	62.5mg	b.i.d.	p.o.
硫酸氢氯吡格雷片	75mg	q.d.	p.o.

【处方问题】联合用药不适宜。

【机制分析】格列本脲和波生坦存在严重的相互作用。格列本脲是胰岛素促泌剂，刺激胰岛 β 细胞分泌胰岛素，主要用于降低空腹血糖和餐后血糖。波生坦是双重内皮素受体拮抗剂，在肝脏通过 CYP3A4 和 CYP2C9 代谢。格列本脲可以增强波生坦的肝毒性作用，可能会降低波生坦的血清浓度；而且，波生坦也会降低格列本脲的血清浓度，导致两药效果都下降。该组合被列为波生坦处方信息中的禁忌证。本处方属于联合用药不适宜。

【干预建议】建议根据患者血糖调整降血糖药。患者为老年男性，肺动脉高压合并糖尿病，根据患者血糖情况调整降血糖方案，建议选择非 CYP2C9 和非 CYP3A4 代谢的口服降血糖药，如二甲双胍、伏格列波糖、阿卡波糖、维格列汀、利格列汀。

案例8

【处方描述】

性别：男　年龄：78 岁

临床诊断：肺动脉高压；冠心病。

处方内容：

枸橼酸西地那非片	25mg	t.i.d.	p.o.
单硝酸异山梨酯缓释胶囊	50mg	q.d.	p.o.
琥珀酸美托洛尔缓释片	47.5mg	q.d.	p.o.
硫酸氢氯吡格雷片	75mg	q.d.	p.o.
瑞舒伐他汀钙片	10mg	q.d.	p.o.

【处方问题】联合用药不适宜。

【机制分析】西地那非与单硝酸异山梨酯禁止合用。西地那非是一种环鸟苷酸（cMMP）特异的磷酸二酯酶5（PDE5）的选择性抑制剂，除了促进有阴茎勃起作用，还有舒张外周动静脉的作用，可导致坐位血压下降。西地那非可增强硝酸酯的降压作用，所以服用任何剂型的一氧化氮供体药物和硝酸酯类药物的患者，禁止同时服用西地那非。本处方属于联合用药不适宜。

【干预建议】单硝酸异山梨酯缓释胶囊非冠心病治疗首选药物，建议根据患者具体情况，更换为其他治疗冠心病药物，可根据患者情况选用 ACEI/ARB/ARNI，既可以逆转心肌重构，改善心脏舒张功能，而又不影响西地那非的效果。

案例9

【处方描述】

性别：女　年龄：28 岁

临床诊断：肺动脉高压；早期妊娠。

处方内容：

贝前列素钠片	40μg	t.i.d.	p.o.
呋塞米片	20mg	b.i.d.	p.o.
依诺肝素钠注射液	0.6ml	q.12h.	i.h.

【处方问题】遴选药品不适宜。

【机制分析】贝前列素钠可抑制血小板聚集和血小板黏附，能抑制聚集诱导物质引起的人血小板聚集，对人血小板凝集块有溶解作用（体外试验）。贝前列素钠还有扩张血管、增加血流量的作用，健康成人口服本品后，皮肤血流量增加。末梢循环障碍的患者口服贝前列素钠，可以提高安静时组织内氧分压，缩短肢体缺血试验的缺血恢复时间，皮肤血流量增加。但贝前列素钠有关妊娠期间用药的安全性尚未确立，因此孕妇或可能妊娠的妇女禁服贝前列素钠。本处方属于遴选药品不适宜。

【干预建议】患者为肺动脉高压合并妊娠，根据《肺动脉高压患者合并妊娠的临床管理》推荐，依前列醇是目前在 PAH 合并妊娠患者中应用最广泛的靶向药物（占 62%），属于围产期美国 FDA B 级用药，是治疗 PAH 合并妊娠（肺动脉高压 WHO 分类第一大类）或艾森曼格综合征合并妊娠患者的一线药物。同时，肺动脉高压合并妊娠的患者可以联合使用西地那非和前列环素类似物。

案例 10

【处方描述】

性别：男　年龄：53 岁

临床诊断：肺部感染；肺动脉高压。

处方内容：

硝苯地平控释片	30mg	q.d.	p.o.
红霉素肠溶片	1g	b.i.d.	p.o.
他达拉非片	20mg	q.d.	p.o.

【处方问题】联合用药不适宜。

【机制分析】红霉素为大环内酯类抗生素，抗菌谱和青霉素相似，主要是对革兰氏阳性菌如金黄色葡萄球菌、溶血性链球菌、肺炎球菌、白喉棒状杆菌、炭疽芽孢杆菌及梭状芽孢杆菌等有强大抗菌作用。红霉素通过抑制 CYP3A4 介导的代谢，使西地那非的 AUC 和 C_{max} 分别升高 2.8 倍和 2.6 倍，伐地那非的 AUC 和 C_{max} 分别升高 4 倍和 3 倍。因此，他达拉非与 CYP3A4 抑制剂如红霉素、克拉霉素、伊曲康唑以及柚子汁等同时使用，都有可能增加他达拉非在血浆中的浓度。红霉素和他达拉非联合应用可能导致他达拉非不良反应风险增加和 Q-T 间期延长风险增加。本处方属于联合用药不适宜。

【干预建议】他达拉非与 CYP3A4 抑制剂联用时，应参照说明书适当减少磷酸二酯酶 5 抑制剂用量，同时提醒患者不良反应（如低血压、阴茎异常勃起）可能加重。与红霉素比较，阿奇霉素更为安全。

案例 11

【处方描述】

性别：男　年龄：58 岁

临床诊断：口腔念珠菌感染；肺动脉高压。

处方内容：

他达拉非片	20mg	q.d.	p.o.
伊曲康唑口服液	10ml	b.i.d.	p.o.
硫酸氢氯吡格雷片	75mg	q.d.	p.o.

【处方问题】联合用药不适宜。

【机制分析】他达拉非主要通过 CYP3A4（主要途径）和 CYP2C9（次要途

径)代谢,故这些同工酶的抑制剂会降低他达拉非的清除,而这些同工酶的诱导剂会增加他达拉非的清除。伊曲康唑主要为 CYP3A4 抑制剂。他达拉非与伊曲康唑联合应用会导致降低他达拉非清除率,血药浓度升高,作用增强,不良反应增加。本处方属于联合用药不适宜。

【干预建议】患者肺动脉高压合并念珠菌感染,建议患者口腔患处局部使用制霉菌素或使用 3% 碳酸氢钠溶液漱口,并注意保持口腔卫生。如必须使用三唑类抗真菌药,建议更换他达拉非,可选用前列环素类似物如曲前列尼尔、贝前列素等。

案例 12

【处方描述】

性别:女　年龄:30 岁
临床诊断:肺动脉高压;妊娠。
处方内容:

波生坦片	62.5mg	b.i.d.	p.o.
呋塞米片	20mg	b.i.d.	p.o.

【处方问题】遴选药品不适宜。

【机制分析】在波生坦动物实验中曾有胎儿畸形的报道,波生坦对人类孕妇和胎儿的安全性尚未明确。因此孕妇或者未采取充分避孕措施(至少采用 2 种可靠的避孕措施)的育龄期妇女禁用波生坦。本处方属于遴选药品不适宜。

【干预建议】患者为肺动脉高压合并妊娠,禁用波生坦治疗肺动脉高压。《肺动脉高压患者合并妊娠的临床管理》推荐,依前列醇是治疗 PAH 合并妊娠或艾森曼格综合征合并妊娠患者的一线药物,严重者可联合使用西地那非和前列环素类似物。

案例 13

【处方描述】

性别:男　年龄:63 岁
临床诊断:肺动脉高压;肝功能不全。
处方内容:

波生坦片	62.5mg	b.i.d.	p.o.

硫酸氢氯吡格雷片	75mg	q.d.	p.o.
呋塞米片	20mg	q.d.	p.o.
螺内酯片	20mg	b.i.d.	p.o.

【处方问题】用法、用量不适宜。

【机制分析】波生坦具有肝毒性,因此最常见的药物不良反应为肝功能异常。波生坦所致的肝转氨酶[如谷草转氨酶(GOT)和/或谷丙转氨酶(GPT)]升高呈剂量依赖性。在波生坦治疗的患者中偶见在转氨酶升高的同时伴有胆红素的升高。故肝功能不全患者需根据肝功能情况调整波生坦剂量。本处方属于用法、用量不适宜。

【干预建议】患者为老年男性,肺动脉高压合并肝功能不全,建议进一步检查肝功能不全情况,根据肝功能情况调整治疗方案。中度或重度肝功能损害患者和/或肝脏转氨酶的基线值高于正常值上限3倍(ULN),尤其是总胆红素增加超过正常值上限2倍的患者禁止使用波生坦。轻度肝功能损害患者不需要调整剂量,但建议在使用波生坦治疗前必须检测肝脏转氨酶水平,并在治疗期间每月复查1次。

案例 14
【处方描述】

性别:男　年龄:45 岁
临床诊断:肺动脉高压;肝衰竭。
处方内容:
| 安立生坦片 | 5mg | q.d. | p.o. |
| 利伐沙班片 | 10mg | q.d. | p.o. |

【处方问题】遴选药品不适宜。

【机制分析】体内和体外证据都表明,安立生坦的清除很大程度上依赖肝脏代谢和胆汁排泄,因此肝脏损害预计会对安立生坦的药代动力学产生明显的影响。不建议中度或重度肝功能损害患者使用安立生坦。目前没有关于安立生坦在已有轻度肝功能损害的患者中应用的资料;然而,在此类患者中安立生坦的暴露量可能会升高,因此需定期监测肝功能指标变化。如转氨酶升高>5ULN或转氨酶升高还伴随胆红素>2ULN,或伴有肝功能不全的症状或体征,并且可排除其他原因,则停用安立生坦。本处方属于遴选药品不适宜。

【干预建议】患者为男性,肺动脉高压合并肝功能不全,建议进一步检查肝功能不全情况,根据肝功能情况调整治疗方案。中度或重度肝功能损害患者不推荐使用安立生坦,建议改成其他靶向治疗药物或介入治疗。

第四节 小 结

肺动脉高压患者风险评估和随访与治疗密切相关,同时应重视肺动脉高压患者运动功能评价。肺动脉高压治疗以支持治疗为基础,根据循证医学证据及目标导向进行多个靶向药物联合治疗的多元化精准治疗。

肺动脉高压的并发症具有一定的复杂性和多样性,支持治疗药物和靶向治疗药物根据患者的实际情况和并发症情况个性化调整,这样往往会出现多种药物间相互作用,应用时需警惕。此外,对于老年人、儿童、孕妇和肝肾功能不全等特殊人群,在用药过程中需结合患者实际情况考虑,制订最佳治疗方案。

(李明明)

参考文献

[1] 中华医学会呼吸病学分会肺栓塞与肺血管病学组,中国医师协会呼吸医师分会肺栓塞与肺血管病工作委员会,全国肺栓塞与肺血管病防治协作组,等.中国肺动脉高压诊断与治疗指南(2021版).中华医学杂志,2021,101(1):11-51.

[2] 中华医学会心血管病学分会肺血管病学组,中华心血管病杂志编辑委员会.中国肺高血压诊断和治疗指南2018.中华心血管病杂志,2018,46(12):933-964.

[3] GALIÈ N, HUMBERT M, VACHIERY J L, et al. 2015 ESC/ERS guidelines for the diagnosis and treatment of pulmonary hypertension. Eur Respir J, 2015, 46: 903-975.

[4] KLINGER J R, ELLIOTT C G, LEVINE D J, et al. Therapy for pulmonary arterial hypertension in adults 2018: update of the CHEST guideline and expert panel report. Chest, 2019, 155 (3): 565-586.

[5] CHEN X, ZHAI Z, HUANG K, et al. Bosentan therapy for pulmonary arterial hypertension and chronic thromboembolic pulmonary hypertension: A systemic review and meta-analysis. Clin Respir J, 2018, 12 (6): 2065-2074.

[6] GALIE'N, OLSCHEWSKI H, OUDIZ R J, et al. Ambrisentan for the treatment of pulmonary arterial hypertension. Results of the ambrisentan in pulmonary arterial hypertension, randomized, doubleblind, placebo-controlled, multicenter, efficacy (ARIES) study 1 and 2. Circulation, 2008, 117 (23): 3010-3019.

[7] PULIDO T, ADZERIKHO I, CHANNICK R N, et al. Macitentan and morbidity and mortality in pulmonary arterial hypertension. N Engl J Med, 2013, 369 (9): 809-818.

[8] JANSA P, PULIDO T. Macitentan in pulmonary arterial hypertension: a focus on combination therapy in the SERAPHIN trial. Am J Cardiovasc Drugs, 2018, 18 (1): 1-11.

［9］ WEILL D, BENDEN C, CORRIS P A, et al. A consensus document for the selection of lung transplant candidates: 2014-an update from the Pulmonary Transplantation Council of the International Society for Heart and Lung Transplantation. J Heart Lung Transplant, 2015, 34 (1): 1-15.

［10］ TUDORACHE I, SOMMER W, KÜHN C, et al. Lung transplantation for severe pulmonary hypertension-awake extracorporeal membrane oxygenation for postoperative left ventricular remodelling. Transplantation, 2015, 99 (2): 451-458.

第十一章

慢性肺源性心脏病处方审核
案例详解

第一节 慢性肺源性心脏病概述

一、肺源性心脏病的定义

肺源性心脏病（cor pulmonale）简称肺心病，是由于呼吸系统疾病（包括支气管 - 肺组织、胸廓或肺血管病变）导致右心室结构和 / 或功能改变的疾病，肺血管阻力增加和肺动脉高压是其中的关键环节。根据起病缓急和病程长短，可分为急性肺心病和慢性肺心病两类。急性肺心病主要见于急性肺栓塞，其处理主要是针对急性肺栓塞的治疗，这里主要介绍慢性肺源性心脏病。

二、慢性肺源性心脏病的流行病学

慢性肺源性心脏病（简称慢性肺心病）是我国呼吸系统的一种常见病，多继发于慢性阻塞性肺疾病（COPD）、间质性肺疾病等。我国慢性肺心病的患病率为 4.8‰，病死率在 15% 左右，我国北部及中部地区 15 岁以上人群的患病率为 3%。慢性肺心病的患病率存在地区差异，北方地区高于南方地区，农村高于城市，并随年龄增加而升高。吸烟者比不吸烟者患病率明显增多，男女无明显差异。冬、春季节和气候骤然变化时，易出现急性加重。

三、慢性肺源性心脏病的病因

1. 支气管、肺疾病　包括慢性阻塞性肺疾病、支气管哮喘、支气管扩张、肺结核、间质性肺疾病等。

2. 肺血管疾病　原发于肺血管的病变，包括特发性肺动脉高压、慢性血栓栓塞性肺动脉高压等均可导致肺血管阻力增大、肺动脉压升高和右心室负荷加重,发展为慢性肺心病。

3. 胸廓运动障碍性疾病 较少见,严重胸廓或脊椎畸形以及神经肌肉疾患均可引起胸廓活动受限、肺受压、支气管扭曲或变形,导致肺功能及肺血管受损,继发肺动脉压力升高,产生肺心病。

4. 其他 原发性肺泡通气不足、睡眠呼吸暂停低通气综合征等可产生低氧血症,引起肺血管收缩,导致肺动脉高压,发展成慢性肺心病。

四、慢性肺源性心脏病的临床表现及诊断

(一) 危险因素

有慢性支气管 - 肺部疾病、肺血管疾病、胸廓畸形等病变病史的患者均存在发生肺心病的风险,需要定期评估,以早期发现和处理肺心病。

(二) 症状

本病发展缓慢,临床上除原有支气管、肺和胸廓疾病的各种症状和体征外,主要是逐步出现肺、心功能障碍以及其他脏器功能损害的表现。活动后呼吸困难、乏力和劳动耐力下降是最主要的症状,其他症状包括心悸、食欲减退、腹胀、恶心等。随着病情进展,上述症状逐渐加重。感染也可使上述症状加重。

(三) 查体

除原发肺脏疾病体征,如肺气肿体征,干、湿啰音等,肺心病可表现为P2>A2,三尖瓣区可出现收缩期杂音或剑突下心脏搏动增强,颈静脉充盈甚至怒张,肝颈静脉回流征阳性,下肢甚至躯干水肿,严重心力衰竭时出现腹水、胸腔积液。

(四) 辅助检查

有血气分析、X 线胸片、心电图检查、超声心动图检查、磁共振成像(MRI)等。

第二节 慢性肺源性心脏病治疗管理

一、治疗原则

慢性肺心病的治疗目标包括减轻患者症状,改善患者生命质量和活动耐力,减少急性加重次数,提高患者生存率。慢性肺心病的治疗根据病情稳定情况,可分为缓解期和急性加重期治疗。

慢性肺心病的治疗主要为缓解期治疗。缓解期的一般治疗原则如下。

1. 采取综合措施控制呼吸衰竭进展,包括缓解支气管痉挛、清除痰液、畅

通呼吸道。持续低浓度给氧,应用呼吸兴奋剂、BiPAP 正压通气等,必要时施行气管切开、气管插管和机械呼吸器治疗等。

2. 若出现心功能不全,应注意限盐、限水,控制心力衰竭的进展。

3. 冷水擦身和膈式呼吸及缩唇呼吸可以改善肺脏通气等耐寒及康复锻炼。

4. 对于睡眠呼吸暂停低通气综合征患者,建议坚持使用呼气末正压通气。

慢性肺心病急性加重期的治疗原则是积极控制感染,改善呼吸功能,纠正缺氧和二氧化碳潴留,控制呼吸衰竭和心力衰竭,预防并发症,改善生活质量。

二、治疗方案及药物

(一) 缓解期的治疗

需要积极治疗和改善基础支气管、肺部疾病,延缓基础疾病进展;增强患者的免疫功能,预防感染,减少或避免急性加重;加强康复锻炼和营养,需要时长期家庭氧疗或家庭无创呼吸机治疗等,以改善患者的生命质量。

1. 积极治疗和改善基础支气管、肺部疾病,延缓基础疾病进展。有明显气流受限的患者,可使用激素联合长效 β 受体激动剂和 / 或长效 M 受体拮抗剂吸入治疗,如沙美特罗 / 氟替卡松 50μg∶500μg 或布地奈德 / 福莫特罗 320μg∶9.0μg 和 / 或噻托溴铵吸入剂。如患者咳嗽、痰多不易咳出,可合并使用盐酸氨溴索、乙酰半胱氨酸等化痰药物。

2. 每年接种流感疫苗和 / 或肺炎疫苗,预防感染。

3. 加强康复锻炼,每周至少 5 日进行康复锻炼,可根据自身情况选择合适的锻炼方式。

4. 对于血氧分压<60mmHg 者,需使用家庭氧疗或家庭无创呼吸机治疗。

5. 积极劝导吸烟患者戒烟。

(二) 急性加重期的治疗

急性加重期的患者最好留院观察或住院治疗。积极控制急性加重的诱发因素,使呼吸道通畅,改善呼吸功能,纠正缺氧和 / 或二氧化碳潴留,控制心力衰竭,防治并发症。

1. 控制和去除肺心病急性加重的诱发因素 呼吸系统感染是引起慢性肺心病急性加重致呼吸衰竭和心力衰竭的常见诱因,需积极应用抗菌药物控制感染。

2. 控制呼吸衰竭 根据基础病因的不同,对症处理,纠正呼吸衰竭,减轻心脏负荷。以慢性阻塞性肺疾病导致的肺心病为例,给予扩张支气管、祛痰等治疗,通畅呼吸道,改善通气功能。合理氧疗纠正缺氧状态,需要时给予无创正压通气或气管插管有创正压通气治疗。

3. 控制心力衰竭　对于慢性支气管 - 肺部疾病导致的肺心病,一般在积极控制感染、改善呼吸功能、纠正缺氧和二氧化碳潴留后,心力衰竭便能得到改善,不需常规使用利尿药和正性肌力药。但对上述治疗无效或严重心力衰竭患者,可适当选用利尿药、正性肌力药或扩血管药控制心力衰竭症状的进展。对于肺血管疾病如动脉性肺动脉高压、栓塞性肺动脉高压患者,利尿治疗是改善右心功能的基础治疗方法,通常需要根据患者的液体出入量情况常规给予利尿药。

(1) 利尿药:通过抑制肾脏钠、水重吸收而起到增加尿量、消除水肿、减少血容量、降低心脏前后负荷的作用。但是应注意利尿药易出现低钾、低氯性碱中毒,血液浓缩,使痰液黏稠不易排出,加重气道阻塞。因此,肺心病急性期的患者,需要记录患者的出入量,采用"量出为入"的原则用药,控制液体入量,当患者尿少、入量明显大于出量或患者经治疗后水肿情况未减轻时,可使用利尿药治疗。原则上宜选用作用温和的利尿药,联合保钾利尿药,小剂量短期使用。如氢氯噻嗪 25~50mg,1~2 次 /d,联合使用螺内酯 20~40mg,1~2 次 /d。使用利尿药后需要注意患者的电解质情况,防止发生电解质紊乱。

(2) 正性肌力药:正性肌力药对改善患者的总体预后并无显著获益,因此不推荐常规应用。由于慢性肺心病患者长期缺氧及感染,对洋地黄类药物的耐受性低,容易出现中毒、心律失常。

正性肌力药应用指征:感染已控制,呼吸功能已改善,但利尿治疗后右心功能无改善者;以右心衰竭为主要表现而无明显感染的患者;合并室上性快速心律失常,如室上性心动过速、心房颤动(心室率＞100 次 /min)者;合并急性左心衰竭的患者。原则上选用作用快、排泄快的洋地黄类药物,小剂量(常规剂量的 1/2 或 2/3)静脉给药,常用毒毛花苷 K 0.125~0.250mg,或毛花苷 C 0.2~0.4mg 缓慢静脉注射。另外,也可选择多巴酚丁胺、米力农等。

(3) 血管扩张药:前列环素类药物(如曲前列尼尔)、内皮素受体拮抗剂(如波生坦、安立生坦、马昔腾坦)、磷酸二酯酶 5 抑制剂(如西地那非、他达拉非)、可溶性尿苷酸环化酶激活剂等,治疗肺血管病变本身导致的肺动脉高压(即动脉性肺动脉高压)具有较好疗效,某些慢性血栓栓塞性肺动脉高压继发的肺心病也可应用,但对慢性肺部疾病继发的肺动脉高压及肺心病的疗效较差。血管扩张药在扩张肺动脉的同时也扩张外周动脉,会造成体循环血压下降,产生反射性心率加快、氧分压下降、二氧化碳分压上升等不良反应,因而限制了血管扩张药在慢性肺心病的临床应用。

(三) 防治并发症

1. 酸碱失衡及电解质紊乱　慢性肺心病失代偿期常合并各种类型的

酸碱失衡及电解质紊乱。呼吸性酸中毒,以通畅气道、纠正缺氧和解除二氧化碳潴留为主。呼吸性酸中毒并代谢性酸中毒,通常需要补碱治疗,尤其当pH<7.2时,先补充5%碳酸氢钠100ml,然后根据血气分析结果酌情处理。呼吸性酸中毒合并代谢性碱中毒常出现低钠、低钾、低氯等电解质紊乱,应对症处理。因低钾、低氯引起的代谢性碱中毒多是药源性的,应注意预防。

2. 心律失常 多表现为房性期前收缩及阵发性室上性心动过速,一般的心律失常经过控制诱因、纠正缺氧、酸碱失衡和电解质紊乱后,可自行消失。如果持续存在,可根据心律失常的类型选用抗心律失常药。

3. 静脉血栓栓塞症 慢性肺心病患者由于心功能不全、活动受限以及年龄等因素常存在静脉血栓栓塞症风险。应用普通肝素或低分子肝素可预防肺微小动脉原位血栓形成及深静脉血栓形成。对于急性加重住院患者,如无禁忌证,建议常规预防性应用抗凝血药物。

4. 消化道出血 慢性肺心病常常并发消化道出血。因此,除了针对消化道出血的治疗外,还需病因治疗和预防治疗。

第三节 常见处方审核案例详解

案例 1
【处方描述】

性别:女 年龄:49 岁
临床诊断:肺源性心脏病;支气管扩张伴感染。
处方内容:

复方甲氧那明胶囊	1 粒	t.i.d.	p.o.
头孢呋辛酯片	0.5g	b.i.d.	p.o.
茶碱缓释胶囊	0.1g	b.i.d.	p.o.

【处方问题】联合用药不适宜。

【机制分析】复方甲氧那明胶囊与茶碱缓释胶囊(Ⅱ)均含有茶碱类药物,属于重复用药。复方甲氧那明胶囊为复方制剂,其组分为(每粒胶囊中含):盐酸甲氧那明、那可丁、氨茶碱和马来酸氯苯那敏。盐酸甲氧那明可抑制支气管痉挛,缓解哮喘发作时的咳嗽;那可丁为外周性止咳药,可抑制咳嗽;氨茶碱亦可抑制支气管痉挛,还可抑制支气管黏膜肿胀,缓解哮喘发作时的咳嗽,使痰易咳出;马来酸氯苯那敏具抗组胺作用,能够抑制上呼吸道炎症引起的咳嗽。

两药合用,茶碱剂量增加,容易导致茶碱过量。茶碱的毒性常出现在血清浓度为 15~20μg/ml,特别是在治疗早期,常见恶心、呕吐、易激动、失眠等。当血清中茶碱浓度超过 20μg/ml,可出现心动过速、心律失常;当血清中茶碱浓度超过 40μg/ml,可发生发热、失水、惊厥等症状,严重的甚至呼吸、心跳停止致死。本处方属于联合用药不适宜。

【干预建议】复方甲氧那明胶囊与茶碱缓释片不可同时联合应用,可错峰服用。如需合用,需对患者进行合理用药宣教,如出现中毒症状需立即停药,及时就医,调整用药方案。

案例2
【处方描述】

性别:男　年龄:50 岁
临床诊断:肺源性心脏病;支气管扩张伴感染;Ⅱ型呼吸衰竭。
处方内容:

左氧氟沙星片	0.5g	q.d.	p.o.
茶碱缓释胶囊	0.1g	b.i.d.	p.o.
乙酰半胱氨酸胶囊	0.4g	b.i.d.	p.o.

【处方问题】联合用药不适宜。

【机制分析】喹诺酮类抗菌药与茶碱类合用时,可能导致茶碱的清除半衰期延长,血药浓度升高,从而增加茶碱相关不良反应的发生。临床上表现为心律失常、血压骤降、中枢神经系统过度兴奋甚至惊厥、恶心、呕吐、头晕等茶碱类中毒症状。因此,尽量避免两药合用,如需合用,应密切监测茶碱水平并对药物剂量进行调整。无论茶碱的血药浓度是否升高,均有可能出现不良反应。本处方属于联合用药不适宜。

【干预建议】左氧氟沙星与茶碱类药物避免联合应用。建议更换其他抗生素抗感染,如需应用要密切观察,个体化给药,定期监测茶碱血药浓度和心电图变化。

案例3
【处方描述】

性别:女　年龄:31 岁
临床诊断:肺源性心脏病;下肢深静脉血栓性静脉炎。
处方内容:

利伐沙班片	20mg	q.d.	p.o.
贝前列素钠片	20μg	t.i.d.	p.o.
瑞舒伐他汀钙片	10mg	q.d.	p.o.

【处方问题】联合用药不适宜。

【机制分析】利伐沙班是新型口服抗凝血药,可选择性地阻断Ⅹa因子的活性位点,可用于急性深静脉血栓和肺动脉栓塞,过量应用会有出血风险。贝前列素钠有抗血小板、扩张血管、增加血流量的作用。抗凝血药物与贝前列素钠联合应用有增加出血倾向的可能,应密切观察。本处方属于联合用药不适宜。

【干预建议】利伐沙班与贝前列素钠应避免联合应用。若需两药合用,应密切观察。如发生异常,应给予减少剂量或停止合并用药等适当的处理。

案例4

【处方描述】

性别:男　年龄:56 岁
临床诊断:肺源性心脏病;慢性阻塞性肺疾病。
处方内容:

硫酸沙丁胺醇气雾剂	200μg	t.i.d.	p.o.
氢氯噻嗪片	25mg	q.d.	p.o.
羧甲司坦片	500mg	t.i.d.	p.o.

【处方问题】联合用药不适宜。

【机制分析】氢氯噻嗪属于噻嗪类利尿药,可抑制钠离子和氯离子的再吸收,促进钾离子的排泄。远端肾小管内钠离子浓度升高,抑制水的再吸收,导致水的排泄增加,发挥利尿作用。沙丁胺醇是作用于 β_2 受体的拟交感神经胺类药物,用于缓解慢性阻塞性肺疾病患者的支气管痉挛。β_2 受体激动剂和噻嗪类利尿药均可引起低钾血症。两药合用会使降血钾作用累加,引起心律失常。本处方属于联合用药不适宜。

【干预建议】沙丁胺醇和氢氯噻嗪应谨慎合用。如需合用应谨慎监测血钾水平,避免出现严重低钾血症。

案例5

【处方描述】

性别：男　年龄：52岁

临床诊断：花斑癣；肺动脉高压；肺源性心脏病。

处方内容：

利伐沙班片	15mg	b.i.d.	p.o.
枸橼酸西地那非片	25mg	t.i.d.	p.o.
伊曲康唑胶囊	0.2mg	q.d.	p.o.

【处方问题】联合用药不适宜。

【机制分析】西地那非是一种磷酸二酯酶5抑制剂，主要通过CYP3A4和CYP2C9代谢。伊曲康唑是广谱抗真菌药，是CYP3A4强抑制剂，会抑制CYP3A4介导的磷酸二酯酶5抑制剂的代谢，导致磷酸二酯酶5抑制剂的血药浓度升高。因此，西地那非与伊曲康唑合用，西地那非的药物清除降低，血药浓度升高。本处方属于联合用药不适宜。

【干预建议】不建议两药合用。如需同时使用，应密切监测西地那非的不良反应，例如头痛、潮红、消化不良和视觉改变。或改用其他非CYP3A4和CYP2C9代谢的抗真菌药。

案例6

【处方描述】

性别：男　年龄：38岁

临床诊断：肺源性心脏病；重度肾功能损害。

处方内容：

枸橼酸西地那非片	50mg	t.i.d.	p.o.
乙酰半胱氨酸胶囊	0.4g	b.i.d.	p.o.
利伐沙班片	10mg	q.d.	p.o.

【处方问题】用法、用量不适宜。

【机制分析】轻度（肌酐清除率50~80ml/min）和中度（肌酐清除率30~49ml/min）肾损害患者无须调整西地那非剂量。重度肾功能损害（肌酐清除率<30ml/min）会导致西地那非的清除率降低，血药浓度升高，需要调整剂量为"20mg t.i.d"。本处方属于用法、用量不适宜。

【干预建议】患者重度肾功能损害合并肺源性心脏病,建议根据患者肌酐清除率,把西地那非剂量调整为"20mg t.i.d."。

案例7
【处方描述】

性别:男　年龄:68 岁

临床诊断:慢性阻塞性肺疾病;肺源性心脏病。

处方内容:

硫酸沙丁胺醇气雾剂	2 揿	t.i.d.	气雾吸入
呋塞米片	20g	b.i.d.	p.o.
硝苯地平控释片	30mg	q.d.	p.o.

【处方问题】联合用药不适宜。

【机制分析】沙丁胺醇是一种选择性的 β_2 受体激动剂,在治疗剂量下,治疗可逆性气道阻塞疾病,5 分钟内快速起效,药效持续 4~6 小时,其主要作用于位于支气管平滑肌上的 β_2 肾上腺素受体。经肠道外或雾化吸入 β_2 受体激动剂有引起严重低钾血症发生的潜在可能性,需要监测血钾水平。呋塞米是一种袢利尿药,作用于肾小管近端和远端,及髓袢升支,抑制钠离子和氯离子的吸收,发挥利尿作用。呋塞米常见不良反应是水和电解质紊乱,如直立性低血压、休克、低钾血症、低氯血症、低氯性碱中毒、低钠血症、低钙血症等。两药联合应用,会导致低钾血症发生风险增加,两药合用需谨慎。本处方属于联合用药不适宜。

【干预建议】患者肺源性心脏病合并慢性阻塞性肺疾病,沙丁胺醇气雾剂可快速缓解患者气管痉挛症状,非急性期可使用长效吸入性支气管扩张药。或暂时更换利尿药,可选用保钾利尿药。

案例8
【处方描述】

性别:男　年龄:60 岁

临床诊断:肺部感染;胃食道反流;慢性支气管炎;肺源性心脏病。

处方内容:

盐酸氨溴索片	30mg	t.i.d.	p.o.
盐酸莫西沙星片	0.4g	q.d.	p.o.
硫糖铝口服混悬液	10ml	b.i.d.	p.o.

【处方问题】联合用药不适宜;用法、用量不适宜。

【机制分析】硫糖铝是胃黏膜保护剂。在酸性环境下,可解离出硫酸蔗糖复合离子,复合离子聚合成不溶性的带负电荷的胶体,能与溃疡或炎症处带正电荷的蛋白质渗出物相结合,形成一层保护膜,促进溃疡的愈合。莫西沙星是喹诺酮类药物,与含多价金属离子的药物,如钙剂、铁剂、镁剂、铝剂等合用,喹诺酮类的吸收减少,血药浓度降低,疗效减弱。硫糖铝口服混悬液成人一次10ml,每日 3~4 次,餐前 1 小时或空腹服用。本处方联合用药不适宜,用法、用量不适宜。

【干预建议】抗酸药、抗逆转录病毒药(如去羟肌苷)、其他含镁或铝的制剂、硫糖铝,以及含铁或锌的矿物质与喹诺酮类药物不可同时使用,因此硫糖铝口服混悬液需要在口服莫西沙星 4 小时前或 2 小时后服用,且在患者空腹时或餐前 1 小时服用。硫糖铝口服混悬液剂量改为一次 10ml,每日 3~4 次。

案例 9

【处方描述】

性别:女　年龄:57 岁

临床诊断:骨关节炎;肺源性心脏病。

处方内容:

氯沙坦钾氢氯噻嗪片	1 片(50mg∶12.5mg)	q.d.	p.o.
美洛昔康片	7.5mg	q.d.	p.o.

【处方问题】联合用药不适宜。

【机制分析】氯沙坦钾氢氯噻嗪中的氯沙坦属于血管紧张素Ⅱ受体阻滞剂(ARB),氢氯噻嗪属于利尿药。美洛昔康属于非甾体抗炎药,对 COX-1 和 COX-2 均有抑制作用。非甾体抗炎药与血管紧张素Ⅱ受体阻滞剂(ARB)均可导致肾损害。两者合用,肾损伤风险增加。在联合应用非甾体抗炎药与血管紧张素Ⅱ受体阻滞剂的基础上加用利尿药,会进一步增加肾损伤的风险,特别是老年人。联合应用血管紧张素Ⅱ受体阻滞剂和非甾体抗炎药期间,需监测肾功能和血压。本处方属于联合用药不适宜。

【干预建议】患者为中年女性,慢性肺源性心脏病合并骨关节炎,不建议联合应用血管紧张素Ⅱ受体阻滞剂、利尿药和非甾体抗炎药。建议更换为其他类型抗高血压药。

案例 10

【处方描述】

性别:男　年龄:73 岁

临床诊断:肺气肿;肺源性心脏病。

处方内容:

克拉霉素片	250mg	b.i.d.	p.o.
盐酸氨溴索片	30mg	t.i.d.	p.o.
氢氯噻嗪片	25mg	q.d.	p.o.

【处方问题】联合用药不适宜。

【机制分析】氢氯噻嗪属于利尿药,抑制钠离子和氯离子的再吸收,促进钾离子的排泄。远端肾小管内钠离子浓度升高抑制了水的再吸收,导致水的排泄增加,发挥利尿作用。氢氯噻嗪有减少血容量、减轻右心负荷、消除水肿的作用。克拉霉素为大环内酯类抗生素,对革兰氏阳性菌如金黄色葡萄球菌、链球菌、肺炎球菌等有抑制作用。克拉霉素(延长 Q-T 间期的药物)和能引起电解质紊乱的药物(如噻嗪类排钾利尿药)合用,可能使患者发生尖端扭转型室性心动过速,需监测心电图并纠正电解质紊乱。本处方属于联合用药不适宜。

【干预建议】患者为老年男性,肺气肿合并慢性肺源性心脏病,需积极控制感染,改善肺心病症状。建议根据患者情况更换抗菌药物或更换利尿药,谨慎氢氯噻嗪与克拉霉素联合应用。

第四节　小　结

慢性肺源性心脏病除原有肺、胸部疾病的各种症状和体征外,还有逐步出现的肺、心衰竭以及其他器官损害的症状,因此慢性肺源性心脏病治疗具有个体化、多样性的特点。

慢性肺源性心脏病缓解期治疗以减轻症状、减少急性加重、改善生活质量和延长寿命为目标。肺源性心脏病急性加重多以肺部感染引起急性发作,因此需合理使用抗菌药物积极控制感染,改善肺部及心脏症状,延缓呼吸衰竭和心脏衰竭的发展进程。慢性肺源性心脏病往往合并多种疾病状态,其治疗用药具有多样性和复杂性,需要加强关注力度和处方审核力度,尤其关注多种药物间可能存在的药物相互作用。

(李明明)

参考文献

［1］葛均波，徐永健，王辰.内科学. 9 版.北京：人民卫生出版社, 2018.

［2］中华医学会，中华医学会临床药学分会，中华医学会杂志社，等.慢性肺源性心脏病基层合理用药指南.中华全科医师杂志, 2020, 19 (9): 792-798.

［3］中华医学会.慢性肺源性心脏病基层诊疗指南 (实践版·2018).中华全科医师杂志, 2018, 17 (12): 959-965.

［4］谢朝云，李耀福，蒙桂鸾，等.老年慢性肺源性心脏病合并肺部多重耐药菌感染相关因素分析.解放军医药杂志, 2020, 32 (1): 56-59.

［5］赵珊珊，秦芳，李静.前列地尔治疗慢性肺源性心脏病肺动脉高压患者的 Meta 分析.临床药物治疗杂志, 2019, 17 (1): 60-65.

［6］刘晓红，李建强.慢性肺源性心脏病右心功能失代偿期病人的多药联合治疗观察.中西医结合心脑血管病杂志, 2018, 16 (12): 1778-1779.

［7］牛希玲.慢性支气管炎、慢性肺源性心脏病酸碱失衡 63 例临床观察.临床医学, 2014, 34 (3): 50-51.

12检